まえがき

若いころから少しボーッとした生き方をしてきたので、気という言葉を身近に知ったのは、鍼灸学校に入ってからでした。

鍼灸に興味を持ったのは、製薬会社に入ってから数年後のことです。すぐに会社を辞める度胸も無く、そのため鍼灸学校は夜間にせざるを得ませんでしたし、学校は、仕事場から通いやすい新宿にあった東洋鍼灸専門学校を必然的に選択せざるを得ませんでした。

入学してみると学友の中に、やたら鍼灸業界に詳しい人がいて、その人は古典的な鍼灸を勉強するなら東洋鍼灸専門学校でなければならないとして入学してきたようでした。私は、何も考えずに入学したので、その人の言っている古典的な鍼灸という言葉の意味も分からずに一年間を何となく過ごしていました。鍼灸学校で2年生になるとき、その友人が東方会で会員を募集しているから一緒に応募しようと誘ってくれました。

東方会が何なのか分からないまま、そして誘われるままに募集に応募して、何となく入会してしまいました。入会後に東方会とは、経絡治療というグループの一派で、古典的な鍼灸が勉強できること、さらには会長の小野文恵《ぶんけい》先生は鍼を刺さずに治療を行う接触鍼の名人大家であることも知りました。

このとき、東方会の副会長で小野文恵先生の息子さんでもある小野太郎先生と大阪市立大学医学部助手の藤原知先生の共著『鍼灸医学概論』が東方会の教科書の一部になっていましたので当然購入しました。比較的読みやすい本でしたので、学校の行き帰りに読んでいると「気の思想」という項があり、「「気の思想」を抜きにしては語りえないほどに、気は古典医学にとって重要な根幹的思想である。」とありました。

鍼灸にとって根幹的な思想と言っている「気の思想」ならば少し勉強してみようと、小野沢精一・福永光司・山井湧編『気の思想』「中国における自然観と人間観の展開」という本を見つけて購入しました。浮き浮きとして頁を開き数ページ読みましたが、浮き浮き気分は一瞬にして消え去り分厚い本だけがそこに放り出されていました。

私のその頃の能力では、内容はわからないし、鍼灸にどういう関係があるのかもわかりません。目次を見ると、「医書に見える気論」という項目が有ったので、そこだけでも鍼灸に関係あるのだから理解しようと思ったのですがダメでした。

それならばと、自分の能力の低さをも顧みず、黒田源次著『氣の研究』に挑戦して、これにもまた当然のごとく撃沈させられてしてしまいました。

それからは、東方会の勉強会でも、鍼灸にとって気は重要な思想だよね、という言葉を使いながら、心の中では気って何だか全く分からないという挫折感で過ごしてきてしまいました。

数年前あるきっかけで、鍼灸とは何かという簡単な論文を書かなければならなくなり、そのための調べ物をしているとき、気功と鍼灸というテーマにぶつかりました。気功と鍼灸の関係は、兄弟なのか親子なのか親戚なのか、はたまた全くの他人なのかという疑問から、気功を少し調べると当然のように気というものが絡んできました。

昔の嫌な記憶が有ったので、やめてしまおうかとも思ったのですが、気功には内気功と外気功があり、外気功では、自分の気を放射して病人を治せる技術があるとありました。

気の放射という言葉で思い出すのは、鍼灸師仲間での飲み会の時、その中の一人が気を出すことができると言い出し、同じ形状のコップを2つ用意し、日本酒を同量ついで、片一方のコップをコップに触れることなく両手で包むようにして2～3分、気を出すと言って真剣な顔で、小声で何かを唱えていました。そして気の入った方のお酒は旨くなっているはずだから飲み比べてみろと言いました。飲み比べてみると確かに旨くなっているような気がしました。

この頃言われている気とはこのようなものが多かったと思いますし、ひょっとすると現在でもこのようなことが行われているのかもしれません。

これが酒席での余興であれば害もなく面白話で済んでしまいますが、中には真剣に思い込んで、自分の気を放出して、病を治そうなどと思う人が出てこないとも限りません。

鍼灸だって国家試験に合格してからが修行で、一朝一夕で一人前になれるわけではありません。多くの勉強と実績を積んでいくからこそ鍼灸の治療家になれるのです。

ましてや気功などもやったことがないのに、気を放出して病が治せるなどと思い込む勘違い人間が出てくると、患者さんに対し悪影響が出かねません。下手をすると医師法違反や詐欺罪に問われかねない危険性も潜んでいます。

そこで昔の嫌な記憶に対し、リベンジのつもりで「気」というものを理解しやすいように歴史を追ってその変遷と気の意味を調べなおし、気と言うものを私なりに解き明かしたつもりです。というのは嘘で、調べれば調べるほど訳が分からなくなるのが気です。それでも気と言うものを理解するための資料をここにある程度提示できたのではないかと思っています。

内容については、漢字学だとか道教、気功といった私にとってはあまり触れてこなかった分野を取り扱ったので、できるだけ調べたつもりですが、調査漏れや勘違いが有るかもしれません。もし気が付かれたところがありましたら、ご教授願えれば幸いです。

この本は、拙著『鍼灸医学の基礎と来歴』の中の「第九章　気についての考察」を土台にしていますが、書き足りない部分が多くあり、内容を再構築したことと、外気功と気功の創案者劉貴珍氏との関係が認識不足であり、間違っていましたので、その部分を訂正させていただきました。ですから、『鍼灸医学の基礎と来歴』からの単なるシングルカットではないことを御理解いただければと思います。

また、毎回のことですが恩師依田良宗先生には校閲をお願いして、多くのご指摘をいただきました。この場を借りて感謝申し上げます。

さらに、たにぐち書店の谷口社長には、英断をいただきこのような臨床に直結しない本の出版をしていただきましたこと、ただひたすら感謝の念でいっぱいです。

２０１９年9月3日　著者記す

■目次■

気の略歴から見えて来たもの

気という言葉を聞くと、何か知らないけれど隠れたパワーのようなものがあるような気がしている方が多いのではないでしょうか。

そして気という言葉を調べてみると、何となく曖昧で納得できない解釈も多々見受けられます。

その理由として、手軽に入手できる気について書かれた本は、気のパワーが存在するという前提で書き進められているからだと思います。

当然でしょうが、気など存在しない絵空事だという前提の人は、まず気についての本を書く事はしないでしょう。

ただ気を哲学的な又は思想史の観点から研究し、詳細に分析している本は、何冊かあります。ところがこのような本は、かた苦しい内容なので、大変取っつきにくくどうしても敬遠されてしまいます。

ですから気というものを調べようと思うと、非常に偏った情報での誘導が起りかねません。

我々鍼灸師にとって気という概念は大変重要な要素を持っています。ですから気というものを冷静に見つめなおす必要があるのではないでしょうか。

「鍼灸は気の医学である」という言葉があります。鍼灸が医学であるならば、医についての学問であるということで、他人に知識として伝えられるものでなくてはなりません。

つまり「気」について「鍼灸は気の医学」というなら当然気というものを知識として語り伝えることができるものでなくてはならないはずです。

このような前提で本当に現在、気を理論的に学び、十分に理解し、臨床に使っている鍼灸師がどのくらいいるでしょうか。

ここでは、気の全てを書き出す事など到底不可能なので、気の誕生から現代までの概略の歴史を書き出し、そこから導き出せる気という言葉の意味を検討して見たいと思います。

第一章　気という字の始まり

【紀元前1550年～紀元前1050年の頃の気についての考え方】

「気」という字がどのように生まれ、初期にはどのような意味を持っていたかを推測したいと思います。

第一節　漢字の成立と気

まず気という特定の文字ではなく、漢字全体の成立について簡単に見ておきます。そして気の字の初期の状態も述べておきます。

1. 甲骨文字

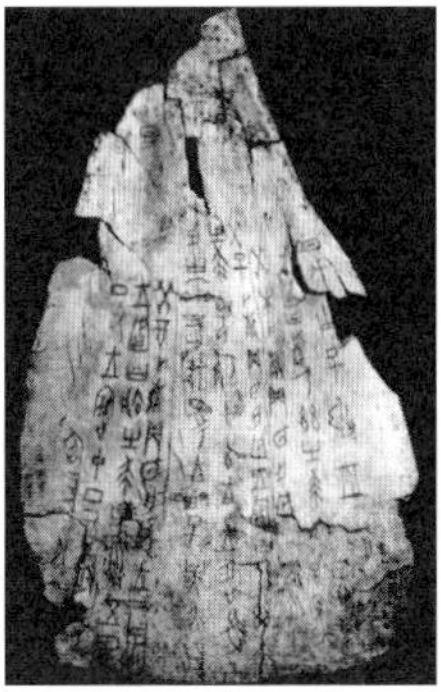

中国において、意味を持つ記号として存在する一番古い文字は、殷の時代（紀元前1550年～紀元前1050年）、今から3300年程前とされていますが、そのころにあった甲骨文字と言われるものです。

亀の甲羅や牛の肩甲骨に小さな穴を明け、熱した青銅器の棒を差し込むと、熱により甲骨に亀裂が生じます。この時できた亀裂の形で吉凶を占ったとされます。

亀裂の形状に対し占いの結果を記録として残すため、さら甲骨の余白部分に記号を彫り込んだものが甲骨文字とされています。

殷の時代は500年程度あったので、このような甲骨文字が発達し字数も増え、情報記録の意味合いも増していきました。

2．金文

中国において青銅器は紀元前２０００年以上前から存在していたようです。殷の時代後半頃になると青銅器に色々な文様が刻まれたり鋳込まれたりするようになり、文字も鋳込まれるようになりました。この青銅器に鋳込まれた文字を金文といいます。このように金文という文字も甲骨文字の後に登場するようになりました。

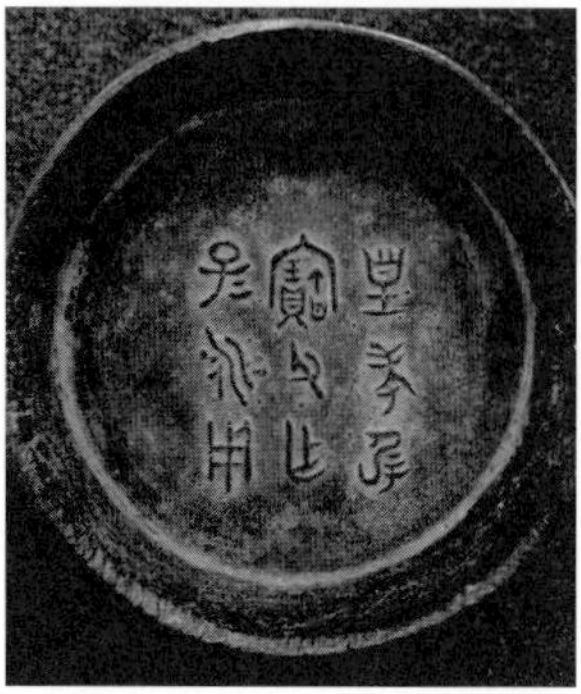

骨等に彫り込むよりも青銅器の鋳型や青銅器に直接彫り込むには、象形文字に近い複雑な文様よりもやや簡略化した文字になり、これが金文と言われる様になりました。

3．周代の文字

次の周の時代（紀元前１０５０年～紀元前771年）になると文字数は飛躍的に増加しました。けれども、周代末になると、政治的な混乱もあり各地で独自の文字が作られるようになりました。

4. 春秋から戦国時代

春秋時代から戦国時代（紀元前770年〜紀元前221年）になると、政治的な混乱ぶりは増加していき、各国で個々に通用する文字を使うようになってしまいました。

5. 秦の時代

秦（紀元前221年〜紀元前207年）の始皇帝が戦国時代を制し、中国の全土統一を成し遂げました。始皇帝は統一と共に、地方によりバラバラだった度量衡や車の幅の統一、そして文字も統一しました。この時、新しい字体として統一されたのが小篆《しょうてん》という字体です。

6. 漢の時代

漢の時代（紀元前206年〜紀元8年）になると、文字を書きとどめておくためのものとして、帛書《はくしょ》と言って絹布《けんぷ》つまり絹で作った布などもありましたが、高価なものだったため、一般には木で作った短冊状の木簡や竹で作った竹簡などが使われていました。これらに書くために便利な書体として字体は隷書体へと変化していきました。

更に紙が発明されるとそれに伴って、現在通用している字体の楷書体へと変化してきたのです。

甲骨文字	金文	篆書	隷書	楷書
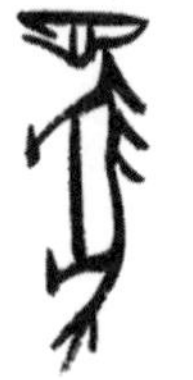	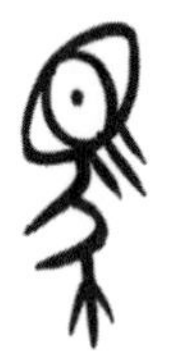	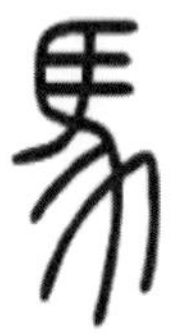	馬	馬

第二節　甲骨文字の中の气（気）

このように漢字の原初は甲骨文字と言われています。この甲骨文字の中に「気」という文字は発見されていません。

ただ近い意味を持っているのではないかと言われているのがという文字です。この三本線の上の線の左端が伸びて上へ曲がり、一番下の線の右端が伸びて下に垂れ下がり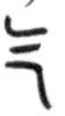このようになり、气の字になったという説です。

しかし、は、乞という意味にも使われていたともあります。

ただ、金文には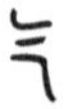の文字が存在しているので、殷の後半頃（紀元前１１００年頃）には气の字はあったようです。

第二章 周から春秋戦国時代の気

【紀元前1050年～紀元前221年頃言われていた気】

第一節　周から春秋時代の気

周（紀元前1050～紀元前771年）から春秋時代（紀元前770～紀元前453年）にかけての「気」の意味についてでは、栗田直躬《なおみ》著『中國上代思想の研究』P．105に「字形の上からも气を呼吸の象形として視ることがさして不自然ではなく、また、諸民族に於ける呼吸を意味する語の意義の關係を、氣の場合に適用してさしたる困難が生じないならば、氣といふことばの原義が呼吸であり」とあり、気の原義は呼吸であろうとしています。

また平岡禎吉著『淮南子に現われた気の研究』P．337では、国語（春秋時代の中国を扱った歴史書）の中の周語に「陽気」や「土気」があり、「天地の気」や「血気」なども現れてきているとのことです。つまり自然界の動きとしての気や人間に係る気の認識が示されていると書かれています。

この時代では、人間の呼吸や食料により生かされている不思議や、自然界の変動、風が吹いたり雨が降ったり晴れたりする変動を気として理解しようとしていたのではないでしょうか。

第二節　諸子百家（紀元前500年〜紀元前200年位）における気

春秋時代後期から戦国時代にかけて、中国では諸子百家《しょしひゃっか》と言われる多くの思想家が出現しました。諸子百家とは、この時期に出現した思想家の総称で、諸子は孔子、老子、荘子、墨子、孟子、荀子などの人物を言います。百家とは儒家、道家、墨家、名家、法家などの諸学派を指します。

これら諸子の中で、養生や医学に関わりの深い気を提起しているのは、諸子では、孔子、老子、荘子だと思われます。百家の中では、儒家と道家がそれぞれの思想を背景に気の思想を言っています。

それまでは、自然発生的に用いられていた気という言葉も、諸子百家の各々の思想を背景にして、ある程度はっきりした概念となって使われるようになってきたと思われます。

1. 論語（孔子）の中の気

諸子百家の中で最初に気という文字を使ったのは、儒教の祖、「孔子」の死後に編纂されたとされる『論語』です。4か所に気という文字が使われています。

その4か所の気の部分は、

(1)辞気を出だす（泰伯篇）
(2)気を屏《ひそ》めて息をせざる者に似る（郷党）
(3)肉は多しと雖も食《し》の気に勝たしめず（同）
(4)少《わか》き時は血気いまだ定まらず（李氏）。となっています。

論語は512の短文が20の篇に分類されている書物ですから、結構な字数になります。この中で4か所の気について、黒田源次著『気の研究』P．23で、「この四例を通覧すると前二者は呼吸と関係が有り、第三は食欲、第四は血氣で循環機能を指し、何れも人間の生活機能に関係ある生理現象を意味しており、食氣と血氣とが特に『説文』にいう「从米（米にしたがう）」の本義に近いものであることはいうまでもないが、呼吸といえども古代人には食と切り離して考えられないものであったと思う。」として、論語中では気という字は食物と呼吸の重要性を著しているのではないかとしています。

たぶんこの当時使われていた気という言葉は、呼吸だとか食料の気という意味を、より明確にしたのだと思われます。

2．老子の気

道家開祖の一人とされる老子については、史実に乗っ取った伝記が少ないため、不明な部分が多い人物です。しかも老子が書いたとされる『老子』も実際に老子が書いたものか明確ではないようです。『老子』なる書も後代になると『道徳経』と称せられています。ただこの書に書かれていることの断片が『荘子』などに出てくるので、反論もあるようですが、一応荘子の時代よりは古い書であるという仮説をここでは採用したいと思います。

老子著とされる『道徳経』の内容と思想については、『講座東洋思想3』穴沢辰雄論文「道家思想の主要な人々」のP．82に「現本老子書を通じて見られる一つの大きな思想的特色は、武力や功利を批判することによって覇道の富国強兵策を否定し、仁義や人道を批判することによって儒・墨の人間（人文）手技を否定し、名辞や概念を批判することによって名家その他の倫理主義を否定し、また礼法・施策を批判することによって法家の法治主義をも否定しつつ、老子はさらに優先的な自然原理を提唱することによって、殷・周文化の帝至上主義をも否定しようとしていることである。」とあり、諸子百家の中の理論でも道徳や礼法、法治国家的な堅苦しさを排除し、自然への復帰を主張している書物だということが言えます。

この『道徳経』には、3ヵ所に気の字が出てきます。その中でも気理論に最も重要な部分は四十二章で、「道は一を生じ、一は二を生じ、二は三を生じ、三は萬物を生ず。万物は陰を負いて陽を抱く。沖気以て和することをなす。」という文章です。

意訳すると、道とは無であり、無から有という一が生じ、一が天地という二を生み、さらに陰陽と気という三になり、陰陽と気によって万物が作られる。ですから万物は陰の気と陽の気を内に抱いている。沖気とは陰陽の気が交流することであり、それによって調和が保たれているという、万物生成の基本原理を説いています。

老子のここで言っている気とは、万物生成論の気ということができます。

3．荘子に見える気

老子と並び道家開祖の一人とされているのが荘子です。

戦国時代（前453―前221）中期頃になると、荘子により新しい気の概念が提示されました。

『荘子』という本の中に書かれた気の字数は46あります。その中で雲気や呼吸などの、『荘子』が書かれる以前から使われていた意味と思われる気を除き、新しい概念である気の意味と呼吸について解説してみます。

（1）無から気が生じ、気が変じて形、形が変じて生が有る

『荘子』至楽篇第十八に「察其始而本无生，非徒无生也，而本无形，非徒无形也而本无氣。雜乎芒芴之間，變而有氣，氣變而有形，形變而有生。今又變而之死。」とあります。

読み下し文として金谷治訳注『荘子第三冊』P．15に「其の始めを察すれば而《すなわ》ち本《も》と生なし。徒《ただ》に生なきのみに非ず、而ち本と形なし。徒に形なきのみに非ず、而ち本と気なし。芒芴《こうこつ》の間に雑《まじわ》り、変じて気あり。気変じて形あり。形変じて生あり。今又た変じて死に之《ゆ》く。」とありました。

※注―芒芴　金谷本には「こうこつ」とルビがしてありますが「ぼうこつ」と読むのが普通だと思います。芒とはススキとか穀物の先端又、刃剣の刃先などの細いものの先端という意味。芴はかすかなさま。はっきりとしないさま。

この文章の内容は、荘子の妻が死んだというので、弔問に行くと荘子は両足を投げ出して座り、盆を叩いて歌を歌っていました。妻が死んだのに不謹慎ではないかと問うと、荘子はその死生観として、生は無から生まれ無に帰っていくので生死など特別なことではないという内容の文の中にあります。

抽出文をもう少しわかりやすく訳すと、荘子が言うには、「生命の始めを考えてみると、もともと生など無かった。とはいっても、ただ単に生というものが無かっただけでなく、本来生命を宿す体という形もなかった。ただ形が無いということだけではない。もともと気もなかったのだ。

芒芴《ぼうこつ》という細く尖った先端のようなかすかなはっきりしない状態が交わり、それが変じて気が作られ、気が変化して形が出来上がり、形が変化して生命ができたのだというのです。今又その生は形が変化して死へと帰ってゆく。」と言っています。

ですから、生まれたからといって喜ぶほどのものではなく、死も悲しむ程のものでもないという考え方です。

無形から気が生じ、気が変じて形あるものができ、形あるものから生命ができている。だから生命とは、気が変化し形になり、この形である肉体に気が集まった生が宿るという思想が出来、気と生とのかかわりが提案されました。無から気が生ずることと、生きているということは気の作用であるという概念がここから導き出されました。

(2) 気が集まれば生、気が散じれば死

次いで『荘子』知北遊篇第二十二には「人之生，氣之聚也；聚則為生，散則為死。」とあります。

この知北遊篇は、『老子』の道（タオ）について知という人物が知ろうとしている篇で、道と無や道と気との関りなどが書かれています。

金谷治訳注『荘子第三冊』P．144の読み下し文では「人の生や、気の聚《あつ》まれりなり、聚まれば則ち生と為り、散ずれば則ち死と為る。」

「人が生きているということは、気が集まって物体である人体が出来ている。その体に気が集まっていればこそ生命は成り立っているのである。ところが反対に気が散じてしまえば生きていられないので死

となる。」という訳になります。

ここでは直接気が集まることにより物体である体を作り、さらに生命を作るのであり、気が散じれば生命は死に、生命を宿していた肉体も崩壊するという思想が書かれています。

（3）万物一気

同じ知北遊篇第二十二では前文に続き「故萬物一也　～　故曰　通天下一氣耳」とあります。読み下し文では「故に万物は一なり。～　天下を通じて一気のみと。」となります。途中を省略していますので分かりにくいとは思いますが、万物は気という一つのものから出来上がっていて、その集散によって美と為ったり、悪となったりと変化するものです。だから物や生命は気という一つのものから成り立っているという訳になります。

気一元論の論拠となる重要な言葉です。

（4）呼吸と気

①踵息

周から春秋時代にかけての気のイメージの中に呼吸との関連を示唆する文献が見受けられます。ところが『荘子』の中では、単に呼吸というだけではなく、呼吸と養生との関係にまで突っ込んでいるのです。

『荘子』大宗師篇第六の中に、呼吸法として、踵息という、言葉が出てきます。

金谷治訳注『荘子第一冊』P．173には、この大宗師篇第六の内容の概略として、「「大宗師とは大いに宗(中心)

とし師とすべきものという意味で、すべての存在がそこにつながれ、そこから出てくる根源の道のこと。」が書かれている篇とのことです。

この大宗師篇第六に「真人之息以踵，衆人之息以喉」とあります。

金谷治訳注『荘子第一冊』P.175に「真人の息は踵《かかと》を以てし、衆人の息は喉《のど》を以てす。」と読み下されています。

つまり真人と言われる理想に近い真知を持った人間は、踵まで届くような深い息をするけれども、普通の人達は喉のあたりまでの浅い息をする。という意味になります。

現代では健康に良い呼吸法は腹式呼吸とされています。呼吸が単に空気つまり空気中の酸素を体内の肺に取り入れるという理屈だけでなく、呼吸法が健康法になっているのです。

呼吸法と健康法つまり養生との融合の歴史はこの踵息と言ってよいと思います。ただ現代では、あまりにも体についての知識がありすぎるため、踵まで息を吸い込むなどという非科学的な内容に抵抗があり、踵息でなく腹式呼吸となってしまったのではないでしょうか。

拙著『鍼灸医学の基礎と来歴』P.241で、この踵息と次項の吐故納新が、気の流れである原始経脈を作り、養生法から鍼灸医学になった時に原始経脈が現在知られる経脈へと進化してきたのではないかという推論を書いています。

②吐故納新

『荘子』刻意篇第十五では「吹呴呼吸，吐故納新，熊經鳥申，為壽而已矣，此道引之士，養形之人」とあります。

金谷治訳注『荘子第二冊』P.219に「吹呴《すいく》呼吸し、吐故納新《とこのうしん》、熊經鳥申《ゆうけいちょうしん》するは、寿を為すのみ。此れ導引の士、養形の人」と読み下しています。

養生には、理想的な生、何事にもとらわれない純粋な生き方を目指す養神という考え方と、健康な肉体を求める養形という二つの考え方があります。

しかし、吹呴呼吸という吹という息を吐いたり、呴という息を吐きだすという体内の悪いものを吐き出すことを重要視する呼吸法や、吐故納新という古くなった悪い気を吐き出して新しい良い気を体内に入れるという考え方の呼吸法、さらに熊經鳥申という熊の恰好や鳥の動きをまねする運動療法を取り入れている人達は、単に長生きをしたいという欲求からで、このような導引を好む人達は本当の意味での養生ではない、単なる肉体だけの養生、つまり養形だけだと荘子は言っているのです。

ただこの当時すでに養生という言葉があり、導引という健康法が行われていたという論拠にはなります。

そして養生のためには、呼吸法は重要であり、特に体内にできた悪い気を滞らせずに吐き出すことが健康にとって大切であると考えられていたと思われます。

第三節　気の集散による物質生命観は荘子からか

荘子によってこのように万物は気の集まりから成り立っていて、生命も気が集まっていることによって生きられているという新しい概念が提唱された、と書きましたが、ここに取り上げた『荘子』は外篇に分類されるもので、荘子本人が書いたものでなく、荘子の死後に書かれたと言われています。

小野沢精一編『気の思想』の中の「『荀子』と『呂氏春秋』における気」澤田多喜男論文P．82には「この気の概念の基本的な性格は、実は古代からの中国人の伝統的な物質観・人間観に由来するものにほかならない。この中国人にとって牢乎として動かすべからざる思考すなわち気を万物の生成の基礎にすえる思考は、戦国時代の中頃にはほぼ確立していたと考えられる。従って戦国末期の成立になると思われる文献には、やや明確な表現を取っていることが認められる。」とあります。

つまり『荘子外篇』に書かれている気の集散と物質や生命という内容は、その当時すでにあった、またはおぼろげな思想としてあったものを明文化したものなのかもしれません。

第四節　道家(老子・荘子)の気論

道家とは、老子、荘子に始まる道の思想を中核として発展させた思想家集団の考え方です。

それでは、道とは何かというと、万物が展開する一定不変の筋道であるということがいえます。ですから、万物の根源でもあります。万物を生成するおおもとでもあります。しかも道は無と同意義と理解されます。ただそれだけではなく万物の根源ですから、道から気が生じ、気が集まって万物ができるとする考え方となったのです。

そこから、道家思想は、自然に逆らわない、自然に即した生活を理想とする思想と受け止められています。

ただ道家思想を簡単に書き表すことは到底できないので、ここでは、気に関わる部分だけを抽出して論議したいと思います。

小野沢精一編『気の思想』の中の「道家の気論と『淮南子』の気」福永光司論文の最初の部分P．126を要約すると、老子や荘子などの道家が言う気論には、大きく分けて、宇宙生成論的な気（万物生成論的な気）と、養生論的な気とがあると言っています。

【注】道家と道教の違い

混同しやすいのでここで注として道家と道教の違いを説明しておきます。

道家《どうか》とは、老荘思想ともいわれるように、老子が書いたとされる『老子』または『老子道徳経』と言われる書物の中の道（タオ）から、道家と言われ、老子と近い思想を持った荘子の思想とを合わせて老荘思想ともいわれます。

道教《どうきょう》は、思想ではなく宗教であり、その中心に道家思想・老荘思想を持ってきたので、教団の名前に道がついています。

道家と道教を同一視する意見もありますが、日本では分けて考えるのが普通で、あくまでも道家は思想で、道教は宗教としています。

ヨーロッパではタオイズムというと道家と道教を同一に見て、自然回帰的な思想としている人たちが多いようです。

1. 万物生成論的な気

万物生成論的な気とは、世界が出来上がるにあたって、世界というのは、最初は無であった。そこから気が生じ、気が集まり物質ができ、その物質の中に気が集まり生があるという考え方です。

2. 養生論的な気

養生論的な気とは、気が集まることによって生を受けた人間が、その生をどのように生きるかであり、肉体を養生する養形と、精神的な生き方を養生する養神とが有るとしています。

気の集合体である肉体を健康的に維持する呼吸法や導引という運動療法を行う養形も大切だが、道（タオ）つまり自然に従って生という気を養い、より自然に近い生き方をする養神、つまりより良い生き方をすることが重要だという考え方の二つがあります。

3. 相互の関係

更には、万物生成論的な気論と養生論的な気論とが一応区分されながら、それらは相互につながりを持ち、一体となっているという特徴を持っていると福永光司氏はいっています。

宇宙である万物ができるのは気の集合である。人間も気の集合であるので、宇宙と人間は同じなので区別する必要性はない。さらに人体は宇宙の一部であり小宇宙という認識があるためなのでしょう。

第五節　儒教の気の意味

儒教とは孔子を始祖とする思想家集団の名称です。儒教は、思想か宗教か論議の分かれるところです。気については、道家的な気の理論を取り入れ、気は体中に満ち満ちていると考えているようです。儒教の気についての考え方が最も端的に書かれていて解りやすいのは、関西大学中国文学会紀要２００９.03.19熊野弘子著『『黄帝内経』における養生と気』だと思います。

この著P.110に「『孟子』公孫丑上篇では、「気は体の充なり」と気が身体を満たしているものであり、気は養うもの（「吾が浩然の気を養う」）で「暴すること」がないよう「義と道」によってコントロールすることが必要である。そのために「仁義礼智」の徳を積極的に「求め」（告子上篇）なければならない。」とありました。

つまり儒教でいう気は、身体を満たしているものであって、この気は養わなければならないものであると言っています。

うまく養わなければ暴れだしてしまう気なのだと言っているのです。気が暴れだすということは、体や考え方が悪い思考に向かってしまう。簡単に言えば悪人になってしまうというのです。

そしてこの気を暴れさせないようにしているのが、儒教の基本理念である「仁・義や道徳」なのだとして、儒教の教義を学ぶことによって自分の気をコントロールできる、善人になれると言っているのだと思います。

さらにP.112で荀子については、「気を治めることで長生きがかない、また、礼が欠けていれば疾病が起こるとされている。」と道徳と気および疾病論と気に関する事が解説されています。

儒教も時代と共に道教の気や医学の気などを少しずつ取り込みながら、自分たちの思想に都合のよいように気理論を展開させていっているようです。

第三章　戦国中期「行気玉佩銘」の気

【紀元前380年頃に書かれたと思われる気】

気というイメージの文字として現在まで残っている最古の文字は、戦国時代初期、紀元前380年頃に作られたとされる「行《こう》気《き》玉《ぎょく》佩銘《はいめい》」に刻まれた気が最初とされています。

「行気玉佩銘」とは行気という文字から始まる玉石で作られた12面の柱器状の装身具（佩とは身に帯びるという意味）で、高さ訳5.3㎝、直径3.5㎝、12面体には全部で45文字が彫られており、現在天津歴史博物館に所蔵されているものです。

※注—気の字について、ここに彫ってある字は正確には气がまえに火です。（炁）

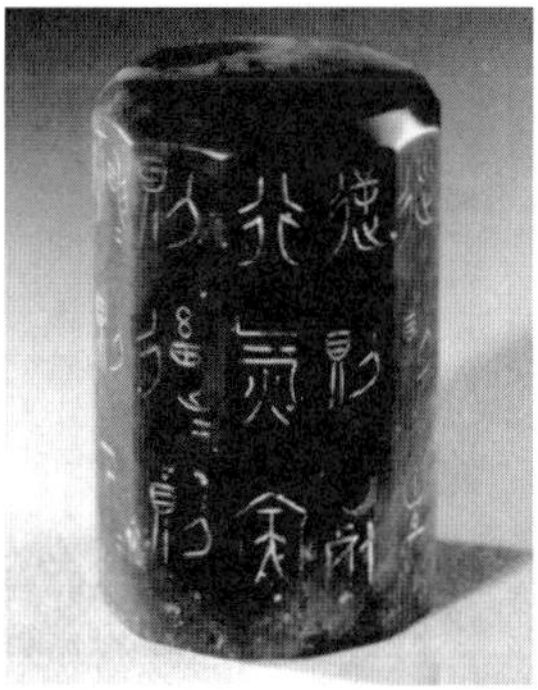

行気玉佩銘

馬済人著『中国気功学』P.29によると彫られている文字の原文の釈文は、「行気、深則蓄、蓄則伸、伸則下、下則定、定則固、固則萌、萌則長、長則退、退則天、天几春在上、地几春在下、順則生、逆則死」となるようです。

訳は「これは深呼吸の手順を示している。つまり、深く息を吸えば、その量は多くなり、下に伸びていく。下に伸びれば、定まって固まる。そのあと吐き出すわけだが、ちょうど草木の芽が萌えるように、上へ上へと、入ってきたときの経路を逆に通って戻っていき、

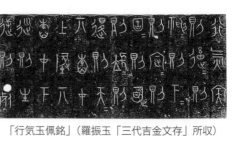

「行気玉佩銘」（羅振玉「三代吉金文存」所収）

最後は頂に至る。このようにして、天機は上に向かって動き、地機は下に向かって動く。これに順って行えば生き、逆に行えば死ぬ。」と訳されています。

馬済人のこの行気玉佩銘の訳は、呼吸の鍛錬について書かれているとしていて、同P．29に「春秋戦国時代には、古代の気功とその応用法が、すでに広く行われてことがわかる。」としています。

このように気功の歴史的背景の最古の根拠にしている考え方がありますし、さらには内丹の論拠としている場合もあります。

これとは別の意見として、石田秀実著『こころとからだ　中国古代における身体の思想』P．283では、原文の釈文として「行気。寘則蘋、蘋則伸、伸則下、下則定、定則固、固則長、明則長、長則退、退則天、天几春在下、地几春在下。巡則生、逆則死。」としています。

そして石田秀実は何人かの研究者の中から、この「行気玉佩銘」の意味を、気功に関連する解釈を退け「全体の工程を、一回の単純な深呼吸とみる」という解釈を取り上げています。これは「単純な深呼吸は、自然呼吸とはやはり違うからである。」と説明しています。

さらに、月刊内経№86　１９９６年2月号の石田秀実著「伝統医学の形成期をどうとらえなおすか」の中の「3、気としての身体」では、この銘文を「内丹として読むのはどうかと思います」と書かれています。

確かに内丹とするには、時代的に矛盾があり内丹という考え方は道教成立後、つまり紀元200年以降と考えられるからだと思います。変に曲解しない方が良いということなのでしょう。

さらに石田秀実は、「そうでない資料として読めば、少なくとも仲々面白い資料です。」と言っています。そうでない資料とは、この銘文を内丹としてとらえなければという意味だと思います。

石田秀実は、「「行気」これは気の廻らせ方」「納るれば則ちたくわう」」「賔という字は『こころとからだ』という本のP. 284に「外より「「賔《い》（納）れ」と呼んでいます」」「口の中から入れた物が貯えられて、そして体の中へ更に伸びてゆく。そして定まってゆくと固になる。」」「固まった状態、固まった状態から明である状態、」「一番良い状態のことを明、」「明になると今度は伸びてゆく。伸びてといったのは、今度は逆に体の一番下の方から上の方へ戻ってゆくという事で、退という字がこれを示します。退くと今度は天にまで至る。」「その後に「天の几」この字は機械の「機」と同じだと思います。この機械の「機」という字は兆しとかバネとか仕掛けという意味です。天の一番根元的な力のエネルギーのおおもと、兆しというんです。天の機、天のエネルギーの原動力は臼づいて、調度臼をベッタンベッタンつくように臼づいて上の方にあるし、地のエネルギーの兆しは臼づいて下の方にある。「これに従えば生なり、逆らえば則ち死す」。」と説明しています。

大変分かりづらいのですが、石田秀実は、この『行気玉佩銘』を単なる自然呼吸とはとらえておらず、深呼吸のように生命の根源についての気の廻らし方を説明しているのではないかと言っているのではないでしょうか。

石田秀実は、『こころとからだ　中国古代における身体の思想』P. 287で「この『行気玉佩銘』は、天地の機に順うかたちでの気の下降・上昇を、身体の内に実現することを説くものである。その過程において、根源的な何かが確固としたものとなる。確固としたものとなることは、同時にそれによって得られる神秘的な有る状態の認識を得る事でもある。この気の下降が身体をどこまで降ってゆくかについては、この銘文は語ってくれない。だがその運動が、身体を垂直に、深く貫くものであることは、確かなことである。」と締めくくっています。

この「行気玉佩銘」の行気の解釈を、馬済人の様に気功的観点から解釈する方向、つまり行気を深呼吸とし、日常にこの呼吸法を行えば健康に良いと解釈する考え方がある一方、石田秀実の様に行気を気の廻らせ方としながらも、気功とは関係ないとし、普段通常に行う健康法の呼吸ではなく、特別な気の廻らせ方を記載しているのではないかという解釈も存在します。

資料があまりにも限定されているし、難しすぎて私の知識ではどちらが正しいかを解説することはできません。

ただ言えることは、どの視点に立ってこの「行気玉佩銘」を見ているかということです。後で気功についても出てきますが、気功の歴史の原点がここにあるとすると、この「行気玉佩銘」が紀元前380年頃のものと推定されるので、気功の歴史的評価が深まります。

反面、石田秀実の気功的意味合いは無いであろうとする考え方も、解釈が難しすぎてどう理解してよいか分からない部分がたくさんあります。

ここでは単純に紀元前380年頃に気という文字が存在し、服に付ける飾りに刻まれるほど一般化していたという事実だけを認識するにとどめ、この後、儒家や道家が気の解釈をしていくための参考にするという程度にとどめたいと思います。

第四章　医学の気

【紀元前100年～紀元100年頃新たに提唱された医学の気】

医家の気とは、『黄帝内経』に書かれている気とします。なぜなら医が学問として認められる最初のまとまった書が『黄帝内経』と言えるからです。

それまでは、シャーマン医療である巫覡《ふげき》（祝由をする人、巫は女・覡は男）の医療でした。これらには体系的にまとまった治療方針が無く、書籍も発見されていません。医学の芽生えとして、扁鵲倉公列伝などはありますが、たぶん診断については理論的な傾向があるものの、治療はお灸や砭石を用いた医療でした。よって『黄帝内経』が最初に体系化された医学書と考えられます。

第一節　『黄帝内経』の成立

それでは、『黄帝内経』はいつ頃書かれたものかといいますと、いまだに明確になっていません。

小曽戸洋著『中国医学古典と日本』P.47では、「『黄帝内経』は春秋～戦国時代（770～221ＢＣ）以来の医学論文を綴り合わせ、前漢（206ＢＣ～８ＡＣ）末から後漢（28～220ＡＣ）初、すなわち今からおよそ２０００年前に整理編纂された医学総合理論書、および物理療法（鍼灸術）書である。」とありました。

ただ私論を述べさせていただくと、『黄帝内経』は医学総合書ですから、健康に有益なことは幅広く取り上げられていることは確かです。

その中で小曽戸洋が言う春秋～戦国時代の医学論文とは、養生法（養生医学？）の論文だと思います。鍼灸医学論文、つまり鍼や灸を用いての医学大系ができたのは、前漢中期から後漢初期位までの100～200年位の間と思われ、この間に医学大系の大部分が書かれたとするのが妥当ではないかと考えています。これは拙著『鍼灸医学の基礎と来歴』で、鍼の完成条件で書いているように、現在毫鍼とされる鋼鉄の鍼と同質程度の鍼が一般化したのが紀元前100年より後ではないかと推測しているからです。この毫鍼という鍼が無ければ素問霊枢は書かれていない、つまり毫鍼が発明され、その治療効果の高さが基本になり医学大系が完成したのではないかと考えているからです。

ですから、『黄帝内経』が書かれた時代というと小曽戸の意見の通りだと思います。しかし、鍼灸医学という枠だけで考えると私のような意見になってしまうのです。

今までは、養生医療の延長線上に鍼灸医学が有るとされている意見が多いと思います。ここで、養生医療と鍼灸医学は全く違うものという考え方が必要であり、気というものを理解していく上でもこの区別は重要だと思います。

第二節　道家の気と医家の気の違い

道家の気は、前にも述べましたが、万物生成論的な気と、養生の気があります。万物生成論的な気は、当時の基礎概念です。医家の人達もこれについては異論をはさむことはできなかったと思います。問題は養生論的な気です。この気理論をそのまま踏襲すると、医家の気理論は誕生することが出来なかったと思います。

それでは、養生家の言う気と医家の言う気は何が違うのかを考察してみたいと思います。

1．養生法の発生と目的

養生法は、紀元前300年頃には一般化していたと思われます。その論拠は諸子百家、特に荘子では、すでに養生法は論議されていました。

養生法は、『荘子』によって、精神的な安定を願う養神と、肉体的な健康さを追求する養形が提示されています。

この養形の方法というと、踵息や、吹呴呼吸、吐故納新などの呼吸法と、導引という運動療法です。養生法とは、呼吸によって取り入れた良い気と、古い気とを交換させることであり、呼吸という自分の意思でコントロールできる方法で、気を動かし健康を維持する又は、軽微な病を自分の力で治すことを目的としています。

2．養生家も病めば気の関与しないシャーマン療法に頼る

鍼灸医学がまだ完成していない頃は、自分の健康は自分で守らなければなりませんでした。ところが健康に留意し、呼吸法や導引で気をコントロールしているはずの養生家も、病気にかからない保証はあ

りません。

もし病気になってしまったら、当然養生では治せないのですから、他の方法に頼らざるを得ません。それは、この時代まだ体系化されていない薬草類の摂取か、砭石を用いた瀉血療法やお灸療法に頼るかです。しかし、この頃最も多かったのは巫覡《ふげき》（祝由をする人、巫は女・覡は男）による加持祈祷、つまりシャーマン療法だったと考えられます。

第三節　鍼灸医学の気

1．養生法より治療効果の高い鍼灸医学

鍼灸、特に鍼という道具が完成することによって、養生法では治せなかった病が治せるようになったのです。

養生法よりか、はるかに病を治療できる鍼という道具と、その道具を使っての治療体系が完成するためには、気の考え方も変えなければなりませんでした。

養生法で使う呼吸法や運動療法などのように、自分で動かせる気の考え方から、鍼灸の治療の気、つまり鍼灸という道具を用いた治療家でないと動かせない気という考え方へと、気の使い方が変化したと推論できるのです。

2．万物生成論的な気と鍼医学の気

万物生成論的な気は、気が集まることによって形ができ、気が集まることによって生が生じるとしています。

人体においても気が集まって肉体ができ、そこに気が集まって生命があるとし、逆に気が散じると生命が絶え、生命が絶えると肉体も気を集合させておくことができずに崩壊していくことになります。

気血においても同じことが言えて、気が存在することによって血という形あるものが存在出来、血から気がなくなれば血は血という形態が保たれないので、最終的に血は血ではなくなります。

簡単に言えば、体外に出血した血は、気を失った血です。しばらくすれば流動性がなくなり風化して血の形態はなくなります。

このように体内を流れている気血は、気と血という個別には分離できない一体のものと考えられていました。

3．鍼医学、気の考え方の混乱

ところが鍼灸医学において、この当時としては考えられない、とんでもない事が起ったのです。

鍼灸医学、特に鍼医学においては、鍼の完成が無ければ鍼医学は存在出来なかったはずです。

黒田俊吉著『鍼灸医学の基礎と来歴』P．207に、「これら『黄帝内経素問』と『黄帝内経霊枢』に書かれている鍼の運用法、特に九鍼の中の毫鍼などは、明らかに皮膚を突き刺す事を前提に書かれています。」

とありそれには鉄、特に鋼鉄の鍼の完成が、重要な要素であろうとしています。

ここであえて注意しておきますが、通常我々が鉄と言う場合、鉄全般を指すと思います。ですから中国での鉄器時代は紀元前500年頃とされてしまいます。しかし、鉄はその含まれる不純物によって鉄の性能は違ってきます。紀元前500年頃の鉄は、鋳物などに使われる鉄で、鍼を作るのには向いていません。紀元前100年頃になって、鉄の中の不純物である炭素を少なくする技術が発達し、粘り気のある材質の鉄を作れるようになりました。ここで言っている鋼鉄とは、これの事で、治療用の鍼の要件が満たされた鉄が出来上がったのです。

さらに同書P.390に「ところが、ここに鋼鉄の鍼が発明されました。それまでの治療法と言うと、薬草もありましたが、物理療法では、お灸か砭石でした。何故鋼鉄の鍼の発明は、それまでの常識を覆してしまったのでしょうか。それは人体にこの鋼鉄の鍼を刺して血の出ない治療ができる事でした。気血は一体のはずなのに、気の治療ができるようになってしまったのです。」さらにP.391に「鉄の鍼が発明されるまでは、このように直接血に関係することなく気を動かす事など考えられなかったはずです。そして実際に鍼を刺すことによって気を動かし、出血させることなく刺鍼によって動いた気が血に働きかけ病を治療する事が出来るようになったのです。内経医学を完成させるためにはこの矛盾をどう解決するかが問題だったと思います。これが経絡理論を推し進め、血管系の考えから、経脈へという内経医学を完成させる必要要素だったのではないかと私は考えています。」とあります。

鍼灸医学は、病人という歴然と苦しんでいる人が目の前にいます。そしてそれを治療し、治せることが必要条件になります。

当時の気の思想がどうあれ、この条件を満たすために気への考え方を、より実利的に変えていかざるを得なかったと思います。道家（養生）の気と医学の気との違いはこの辺にあるのではないでしょうか。

4．鍼灸医学は気を操れるようになった

鍼という道具を使いこなすことによって、体内（体表）をめぐる気血を認識し鍼という道具でそれの流れを調整することが可能になってきました。

養生をしていても、していなくても、人間は病に罹る可能性があります。

鍼灸医学は、当然養生法を行っていない患者を対象にしますが、養生法をしていた人が病になった場合、このような養生法では治せない患者をも対象に行う医療行為だと理解できます。

鍼治療では大雑把に言って、病とは気の滞りと考えます。養生法ではコントロールしきれない、つまり自分でコントロールできず気が滞り病になった人をも、医師が鍼灸という医療道具を用いて、滞った気のコントロールを行う医療行為なのです。

自分でコントロールできない気とは何かということですが、鍼灸医学は経絡というルートを設定しています。この経絡というルートには気血が流れているとされています。経絡は「環《たまき》の端《はし》無きが如し」という循環系であり、その廻る速度は健康人では一定とされています。

これは呼吸や導引という養生法では勝手に変化させることができない気の流れのルートなのです。

この一定の気血の流れが歪んだ場合、これを病だとし、鍼灸をすることによってその歪みを解消させ、病を治療するというのが鍼医学の考えです。

ですから「内経医学」では呼吸からの気も、食べ物である穀物からの気も、全身にめぐらす気血にするためには、これらを一度内臓に入れて、気血に変化させてから全身に送り出し、めぐらせます。

養生法のような、口や鼻から吸い込んだ気を直接体内に、特に踵息のように足先までめぐらすという考え方とは根本的に違うルートの気を想定しているのです。

ですから、鍼灸医学の対象となる気は、鍼灸を施術することによってのみ動かせる気ということが言えます。極端な言い方をすれば鍼灸以外でもコントロールできる気なら鍼灸という道具はいらなくなります。

第五章　『説文解字』に見る「氣」の意味
【紀元100年頃書かれた気の意味】

後漢の時代、西暦100年に許慎《きょしん》が『説文解字《せつもんかいじ》』を成立させました。『説文解字』とは、最古の部首別漢字辞典であり、略して〔説文〕と言われています。

この書物は、全15巻540部になっていて、漢字9000文字以上が収録されています。そして後世の漢字辞典や漢字研究に多大な影響を与えていると言われています。

第一節　『説文解字』の氣

氣の字は『説文解字』の巻七　米部に記載されていて、そこには、「氣　饋客芻米也、从米气聲」となっています。

読み下しでは、「氣は、客に饋《おく》る芻米《すうまい》なり　米に从《したが》い气の声」となります。これをどう読み解くかが問題になります。

第二節　『説文解字』の气

その前に参考として气の字についても『説文解字』（一ノ上）にあり、「气　雲气也　象形　凡气之屬皆从气」となっています。

これの読み下しは「气は雲气なり、象形　およそ气の属なり　皆气にしたがう」となります。象形とは物の姿かたちです。

不思議な文章で、「气は雲气なり」ということは、气は雲の气である。要するに气とは何かという説明が無いので辞書の役目をはたしていません。何となく气は雲と関係があるのだろうというイメージは分かるのですが、疑問は残ったままになってしまう文章です。

第三節　「気」の字の解釈

漢字学を語る上で外せない巨頭といえば藤堂明保と白川静でしょう。まずこのお二方の気についての考えと『説文解字』の解釈を書き出してみました。

1．白川静の「気」解釈

「氣」について、まず白川静はどう読み解いているかを見てみたいと思います。

中国で文字が使われだしたのは、中国・殷（紀元前17世紀〜紀元前１０４６年）の時代とされています。

この時代に使われていた文字は甲骨文字で、亀甲獣骨文字とも云われ、亀の甲羅や牛・鹿の肩甲骨に刻まれ、現代まで残った文字です。漢字の原型となった文字とも云われています。

日本においてこの甲骨文字から漢字の意味を探ろうとした研究の第一人者が白川静です。

白川静は「気の原義」として『東洋の身体知』Vol・1に「気は古くは气としるし、雲気の流れることを示す字である。雲気は変幻にして一定の姿を示すことはないが、その変幻のうちに神意を探り、その妖祥をよみとることができた。そのことを望気という。」と言っています。

つまり、雲は変幻にして一定の姿はない、だから一定の姿のないものを「气」とし、変幻の姿を読み解く力が「気」なのだと言っているわけです。

簡単に言ってしまえば雲の形や変化から神の意志を知ろうとする占いと言えると思います。これは、前林清和著『気の比較文化』P．6に「古くは雲気を見てトし、祈った」とあるのと同じだと解釈できます。

（1）白川静と甲骨文字

ただし現在発見されている甲骨文字の中には「氣」どころか气という文字さえ出てきません。甲骨文字に存在する文字で、真ん中の線がやや短い横三本線の字があります。これが上の線の左が上に伸び、下の線の右端が下に伸びて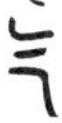つまり气という字になったとされています。さらに气という字の形に近い文字は、金文になってやっと出てきます。

ここで問題なのが、气の意味が金文では乞う、乞い求める意味に使われていると黒田源治は『気の研究』P．13で述べています。

白川静は『字通』P．227で、「乞・气はもと同字であったが、のち乞声の字と別系統となる。」として横三本線を气の原字として气は雲気と『説文』の解釈を挙げています。

⑵「氣」は气

さらに白川静著『字通』P．229では、「〔左伝桓《かん》六年〕「齊人、來《きた》りて諸侯に氣《おく》る」の文を引く。いま氣を餼《き》に作る。气が氣の初文、また氣は餼の初文。いま气の意に気を用いる。」とあります。

白川静著『字統』P．140には「气に米を加えるのは、餼の意である。」ともあります。餼の意味は大漢和辞典によると「おくりもの。㋑客におくるまぐさや米。もと氣につくる。」とあります。

つまり、氣には贈り物という意味もあり、そのおおもとは气であり、雲気の意味があるとしています。〔説文〕の「氣は、客に饋《おく》る芻米《すうまい》なり　米に从《したがい》气の声」の解釈では、芻米を食料として、氣には贈るという意味があり、米が主で气がその発音ということだと思います。

先にも書きましたが、甲骨文字や金文には氣の字が無いため、金文にある气の文字に着目し、氣の原義を推測しているのだと思います。

結論として白川静は、气は氣の初文でありその原義は雲気としています。

2．藤堂明保の気解釈

藤堂明保の漢字学は、『説文解字』を基本としていて、字音（字の発声音）から共通した意義を見出そうとする「音韻学」を重要視した手法を取っているとのことです。

（1）氣は米をゆでる時の湯気

〔説文〕の「氣は、客に饋《おく》る芻米《すうまい》なり　米に从《したがい》气の声」をどう解釈しているかと言いますと、藤堂明保著『漢字語源辞典』P.705で、「〔説文〕は餼《ごちそう》の原字だと考えた。気とは米をゆでた時に出る湯気である。のち気の字を气に当て、広く気体や生気を意味する。しかし气―気はもと同系のコトバで、屈曲しつつ出るものを意味するから、区別するにも及ばない。」としています。

つまり『説文解字』を書いた許慎は、氣を餼《ごちそう》の原字だと考えていて、ごちそうの米をゆでる時に出てくる湯気の状態を氣だと言っているとしています。

さらに氣と气は同じ言葉で、屈曲しつつ出てそれが伸びていく状態を気と理解しているようです。

結論的には藤堂明保は氣を湯気であるとしています。

第10図

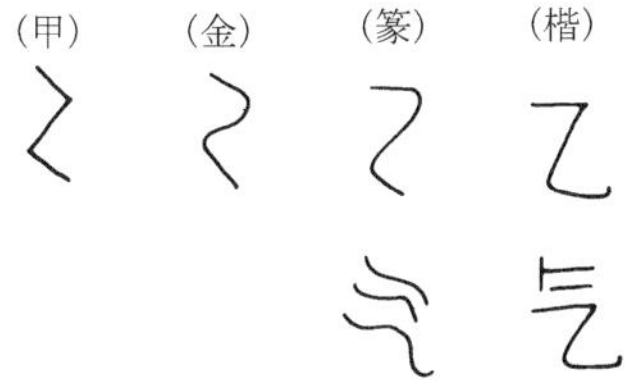

3．柴崎保三の気

藤堂明保の説を受けて、柴崎保三著『鍼灸医学大系②黄帝内経素問』P.600では、「気」は气と同じで、气について「その原字は第10図に示す如く、屈曲した形である。これは飯をたくとき、釜の蓋にせきとめられつつ出る湯気と考えてよい。」とし、さらに「さて湯気は重い蓋を持ちあげて出てくるのであるから、形はないが活力をもっている。東洋医学に於いて天地人の間に流動する無形の活力を気というようになったのも、そんなところに基づくものではあるまいか。」といっています。

ただし、柴崎説で注意しなければならないことは、湯気は重い蓋を持ち上げる力を有するという所です。そこから気には活力があると展開させています。

4. 紀元100年頃の湯気

そこでこの時代、紀元100年頃の湯気について、重い蓋を持ち上げる力を有するならば、他にも有用な事に用いられていないか調べてみました。

私の調査不足かもしれませんが、中国において湯気または蒸気を何らかの仕事に使っていた事実は見つかりませんでした。

ただ、ヨーロッパにおいては、紀元1世紀ころに、アイオロスの球、またはヘロンの蒸気機関というものが発明されていたといわれています。

それは、左図のようなもので、上部の球が蒸気の力によって回転するものです。

ただ実際に試していないので何とも言えませんが、この球を手で押さえればその回転を止められる程度の非力なものであろうと思われます。(玉は100℃近くあると思われるので素手ではやめた方が良いと思いますが。)

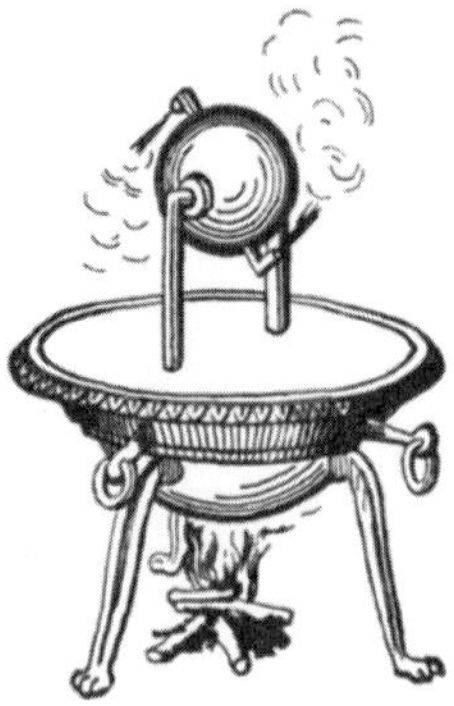

(1) 蒸気の力

蒸気の力を工業的に利用できるようになったのは、1712年にトーマス・ニューコメンの蒸気機関が開発されるまで待たなければなりません。

しかもトーマスの蒸気機関は、蒸気を密閉した容器に送り込み、そこに冷水を送ることによって起る蒸気の凝集、つまり真空状態を活用するもので、噴き出している蒸気ではなく蒸気が凝集する力なので、湯気や蒸気の力という直接的なものではありません。

その後ジェームス・ワットにより負圧だけでなく正圧を利用する、現代の蒸気機関と同等のものが発明されました。

蒸気が力を持っていると一般的に思われるようになったのは、この後のことで湯気なり蒸気が力を持っているとは紀元100年ころ、『説文解字』が書かれた時代には思われていなかったと思います。

（2）湯気の力

ただ藤堂明保が言っている气は、藤堂明保著『漢和大辞典』P．702で「屈曲して出る、いきや蒸気。曲がってたち上る水蒸気」とあるように、ゆらゆらと立ちのぼる湯気を言っていると理解できる書き方なので、湯気や蒸気に重い蓋を持ち上げるパワーが有るというのは曲解かもしれません。

そもそも紀元100年頃、米を炊くのに近代の日本のような重たい蓋をしていたか、はなはだ疑問です。

古代日本において大陸より伝わった米を食するのに、炊く方法か蒸す方法のどちらが主流だったかという論文を見たことがあります。どちらの方法でも、重た

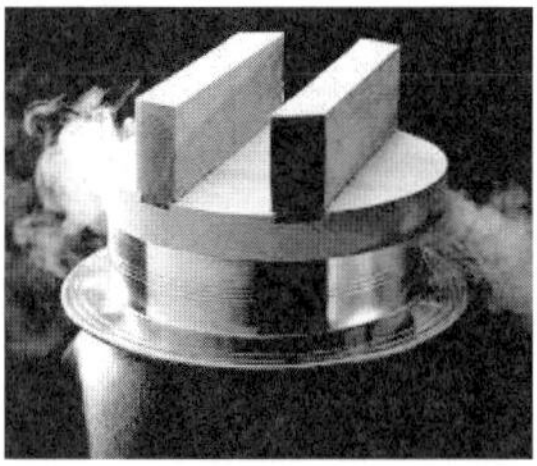

い蓋を使っていた痕跡は無いようでした。

重たい蓋を使ったお米の炊き方は江戸時代中期頃からだそうです。中国においてはご飯を炊くときに重たい蓋をする習慣はなかったか、少なくとも紀元100年頃にはしていなかったと推測されます。

5. 藤堂・白川以外の説

白川静は気を雲の変化としてとらえ、藤堂明保は湯気としてとらえています。これだと両意見とも、鍼灸医学に用いられている気とは違う様なしっくりとしない気がします。

(1) 黒田源治の氣

白川・藤堂の気の解釈以外に『説文解字』に別の意味を求めたものが無いか調べていると、小野沢精一編『気の思想』の中の「斉魯の学における気の概念」小野沢精一論文P.34に「藤堂明保『漢字語源辞典』は、米を蒸かしたとき鍋ぶたにせき止められつつ出る湯気とし、黒田源次『気の研究』は、穀食による生気とする説が成り立つのである。」とありました。

黒田源次著『氣の研究』P.18に「思うに自然物、殊に生物に対してある把握し難い霊的存在を認めんとする原始信仰が漢民族においても悠久なる歴史をもつことは疑いない。しかしてその存在は機能的に食生活によって消長するものであろうという経験的解釈が下さるるに至ったことも疑いないと思う。」としています。

（2）佐藤喜代治の『説文解字』訳

もう一度『説文解字』の「氣は、客に饋《おく》る芻米《すうまい》なり　米に从《したが》い气の声」の説明でより良いものは無いか探したところ、佐藤喜代治著『一語の辞典　気』P．5に「外来の賓客に提供する、人・馬の食糧という意味で、「芻」は「まぐさ」、旅行の時に乗る馬車を引く馬に与える食料の意。「米」は従者などの食糧。つまり、「氣」は「气」と「米」と、二つの要素から成り立つ漢字で、「米」が字義を表し、「气」が字音。」というのがありました。

（3）黒田俊吉の気字解釈

「穀食による生気とする説」を拙著『鍼灸医学の基礎と来歴』P．316では「旅をしてきて疲れた人馬には、食料が必要だと言っているのです。旅で疲れた体には休息も必要かもしれません。しかし休息だけでは体力は回復しません。食料を摂取することによって、なぜか疲れが回復し更に元気になって旅を続けられるのだと言っているわけです。」と気を解釈しています。

つまり、人にとっては米、馬にとっては芻《まぐさ》という食料の中に気があり、それを摂取することによって、体内に気が充満し、元気になるとしています。

この説が正しければ、気とは旅をしたり動いたりすると消耗されるもので、呼吸とは別に食料からも常に補給しなければならないものということができます。（7日食べなければ死ぬとされています。）

（4）黒田俊吉の気解釈の論拠

この解釈の根拠となるのが、『霊枢』邪客第七一で「五穀入于胃也　其糟粕津液宗氣　分爲三隧　故宗氣積于胸中　出於喉嚨　以貫心脉　而行呼吸焉　営気者　泌其津液　注之於脉　化以為血」という文です。

この訳は、「五穀が胃に入り、胃で分解され、糟粕という便になるものと、水分である津液と、気である宗気とに分離されます。これらは分かれて三方向に行きます。宗気は胸に行き喉の気管から心と係わり、呼吸の気と共に人体の気を作ります。営気は、分離された津液と血管に行き変化して血を作ります。」となります。

この当時、五穀という食料は糟粕（便となるもの）と津液（水を主体とした液体）と宗気（気～呼吸由来の気と区別するため）から成り立っていると考えられていたと思われます。

①五穀

五穀とは池上正治著『気の曼陀羅』P．64に「食物の気を食べる」というタイトルがあり、そこには「食事とは「気」を食べることである。その理由は、飲食物は主として植物に蓄えられた気だからである。」とありました。五穀とは植物性作物の代名詞であり、人にとっては米がその代表です。

植物は、種（先天の原気）さえあれば太陽である天の気と、土壌の中の地の気と水を得て成長します。栄養学のなかった時代、生物が成長し大きくなるというのは、天の気と地の気を得て、その気が植物内で凝集して糟粕となる繊維質ができると考えていました。その繊維質の隙間にはたっぷりの水分と、これから繊維質を作るために準備されていた気もたっぷりと含まれていたと考えられていたと思われます。動物（人を含む）は、五穀を食べ、胃において、その植物の構成要素である糟粕と水と気に分けられ、糟粕は排せつされ、水分は飲んだ水と混ぜられ体内の津液となります。気は、呼吸の気と共に人体を構成したり、働かせるための気となります。

霊枢にあるように気と水で血ができます。また気は血液の流れに乗って体内の必要なところまで運ばれ凝集して人体を構成する肉や骨などを作る作用もあります。

動物も父母からの先天の原気があれば、出産後は食料から得る気で成長することができます。

②穀物は食物連鎖の出発点

植物特に穀物は、食物連鎖の出発点であるといえます。草食動物が気を一杯含んだ植物を食べ、食べた植物に含まれる気で血を作り、肉を作ります。その草食動物を肉食動物が食べ、その気を横取りすると考えていたからでしょう。

③許慎の気の意味を再考

ですから許慎は、気の意味を植物（米や芻）の構成要素であるとし、「氣は、客に饋《おく》る芻米《すうまい》なり　米に从《したがい》　气の声」つまり「氣とは、遠く旅をして疲れた客である人馬に提供するまぐさや米の飯のことである。氣という字は气がまえに米なので、発音は气（キ）となる。」と氣の意味を表したのではないでしょうか。

第六章　道教の気

【紀元200年頃～紀元１９４８年頃の道教の気】

道教は二世紀頃に起こったとされています。これは中国古代からの神秘思想や神仙説を中心として、さらに当時あった様々な民族宗教を吸収しつつ形成された宗教集団ということです。特に太平道と五斗米道がその中心をなしています。

更にその中心的な思想に老荘思想である「道家の思想」を置くようになりました。ですから老子や荘子が道教の開祖として祭られ、その他多くの神々や仙人（神仙）が崇められるようになりました。

第一節　道教は老子が開祖か

なぜ老子が道教の開祖とされたかというと、『老子』または『道徳経』という書の第一章にある「道可道　非常道　名可名非常名　無名天地之始　有名萬物之母」読み下しでは「道の道とすべきは常の道にあらず。名の名づくべきは常名にはあらず。無は天地の始めと名づくべく、有は萬物の母と名づく。」で、道（タオ）について書かれているからで、道とは万物の根本原理という考え方です。

老子を道教の開祖とするにはさらに、『老子』第42章の「道生一　一生二　二生三　三生万物　万物負

陰而抱陽　沖気以為和」という文章が重要であり、これには万物生成の基本原理が書かれていて、それには気が大きく関与していることにあります。

坂出祥伸編集『「道教」の大辞典』「気と道教」麥谷邦夫論文P．60の訳には「道が一気を生じ、一気が陰陽二気を生じ、陰陽二気が交わって陰陽沖和《ちゅうわ》の三気を生じ、その三気が万物を生み出す」という道から気が生じ万物生成されたという壮大性が、当時の中国人には大変好ましく受け入れられた事により道教に取り入れられたと思われるからです。

当時すでにあった儒教は、仁・義・礼・智・信を守りとあるように、社会性と其の社会性を守るための規律を言っているため、大変堅苦しい思想・宗教でした。これに対し道家思想は、その堅苦しさから解放させるような恣意的な行動や欲望・知識についても解放された無為を尊重したため、紀元200年頃に起こった道教は、道家の思想を取り込み宗教化していったと思われます。

第二節　気一元論

このように天地を満たしているものは一元の気であり、気の運動によって万物が生成されるという理論、つまり万物も生命もそのおおもとは気であるので気一元論として、道教の基本的な考え方となっていきます。

第三節　道教の成立と気

紀元200年頃から道教が徐々に宗教の呈をなすようになって来ます。道教の教義とは、仙人になることを目的とした神仙思想や、民間信仰、方術と言われる占いや呪術、霊符というおふだなどを用い、不老長生を目的とする現世利益的な目的を持つ宗教です。

養生法で長生きできるならば、気を散じない訓練をすれば長生きできる。それならば、それを更に昇華させ、気を散じないように体内に止め置けば、気が散じないので死なない、つまり不老長生ができる。この理論のもと最終的には仙人になれると考えた宗教です。

道教は気という観点からみると、最も気という思想を主導してきたと言えます。何故かというと、養生法と共に道家つまり道（タオ）の思想を一番色濃く取り入れているからです。

1．道教と方術

ただ注意しなければならないのは、道教には道（タオ）の思想と共に、方術というシャーマニズム的な要素も多く持っているということです。

道教という宗教は、宗教である以上、民衆を救うという要素も持っています。その救い方は、現世利益的な救い方なのです。

つまり儒教のような、人々が善良となり政治を良くすることによって民衆を救うという教義では、あまりにも時間をかけすぎますので現世利益になりません。

仏教の方は、現世で善行を行えば来世に幸せが来るという、来世に期待を持たせる教義なのです。道教は、あくまで搾取される以外に方法のない、しいたげられた庶民を、現世で救うことを目的にした宗教なのです。

どのように救うかというと方術によってです。その方法は、道教の方術士にお願いして呪術によって搾取する役人などの嫌な相手に呪いをかけてもらったり、できるだけ災難をよけるための占いだったり、自分を守ってもらえる霊符（おふだ）だったりと、ありとあらゆる方術により、本当に叶うかは別問題として、少しは憂さが晴れる方法が準備されています。この方術の中には病の治癒を願う祈祷もあったと思われます。

道教内の呪術を調べると、高藤総一郎著『秘法！超能力仙道入門』P．61に「灼熱の江南の地は、高温多湿のため疫病、災害が頻発していた。そのため土地の人々は、そうしたものを取り除いてくれる呪術的な力に頼ることに血道をあげてきたのである。

仙道も例外ではなく、気長に気を練って丹を作ることより、その気を手っとり早く使って超能力でも開発して、今ある現実をなんとかすることに主眼がおかれた。こうして広まったのが、符咒《ふじゅ》派の仙道だ。仙道というより、一種の魔法である。華南とか台湾では、いまだにこの手の仙道が主力をしめている。」とありました。この本は道教でも仙道を中心に書かれた本で、仙人になるための修行法が書かれているけれども、このように非常に客観的に仙道をみています。ですので、この文は道教の気を理解するために重要な意味を持つと思います。

2．道士と方士（出家者と在家者）

道教には、仏教のように出家者と在家者とが居ます。明確な区分は無いようなのですが、出家者を道士というようです。ただ明確な規則がないので在家者でも道士と呼ばれる場合があるそうです。

基本的に仙人をめざして修行を行っているのが道士です。これに対し方術を行う人を方士と呼ぶそうです。

さらに小向正司編集人『道教の本』P．136に「道士が出家を原則として自らの修行に重点を置くのに対して「巫祝《ふしゅく》」は方術を利用し、人々のさまざまな願いに応えようとする面があり、民間呪術者的性格が強い。」ともあり、道教には二つの顔があることを再度認識しておかなければなりません。

道教の気には、仙人になるための修行に係る気と、方術に係る気と二種類あったか、または方術は気では無い、とされていたかは分かりませんが、少なくとも道教が十九世紀中半に気功へと引き継がれてからは、これらが混同され気の意味が不明確になってしまったことは確かです。

3．道教の病人救済法

道教の方術の中には、病に罹った人を方術で救うこともあったと思われますと書きました。特に道教の前身である「太平道」や「太平道や五斗米道《ごとべいどう》」では、病気治癒に向けた活動もしていたとありました。

拙著『鍼灸医学の基礎と来歴』P．348に「しかし、よく読んでみると、宗教儀礼的な治療法や、呪術的な治療法、つまりシャーマンが行うような治療法であったようです。」と書かれ、道教の初期段階からこのような現世利益のための活動が行われていたと推論しています。

気の歴史を調べる場合、道教的要素を持つ文献では、気の作用を言っているのか呪術なのかの区別がつかないことです。後に出てくる「布気」などもその良い例だと思います。

第四節　道教では道と気は同質

東晋（317～420年）の頃になると、道教では道と気は同等同質という考え方が主流になります。坂出祥伸編集『「道教」の大辞典』「気と道教」麥谷論文では、さらに「道教教理の体系化の試みが始められるようになる東晋《とうしん》期以降になると、こうした状況に顕著な変化がきざし、「道」と「気」との同質性が主張され始める。」とあります。

そして学習研究社刊の『道教の本』P.100に「道家にとっては、物質も霊も《気》の様態に過ぎない。」とあり、気の集まったものが物質であり肉体であり、霊魂であるという基本思想が書かれています。

更にこの考え方が進み、『道教の本』P.101に「この気が病めば肉体も病み、霊も病む。問題は気の枯渇であり、消耗であり、誤った活用である。これを癒し、気に永遠の輝きを与えれば、不老長生はおのずと獲得できる」という道教の不老長寿を得るための基本原理へと発展していったのです。

つまり『荘子』で言っているように気が集まれば生、気が散ずれば死であるならば、より長い間体内の気を散じないようにすれば長生きできるとして、最初は外丹方として、不老長寿の薬を模索研究されましたが、水銀などの危険な薬剤が主流で、外丹の追及はあきらめざるを得ませんでした。

そこで内丹法という、呼吸法や訓練修行によって気を集め体内に丹を作る方法に主眼が置かれるようになりました。当然その目的は、気を枯渇させない、消耗させない、散じさせない方法で、それの訓練法が種々考案されていくことになります。

道教の気は不老長寿を目指すための気ということができます。

第五節　道教における気の錬成法

後に気功に取り入れられる、道教の気の練成法とはどのようなものであったかを、参考のために記しておきます。

ただ日本仏教を見てもお分かりといただけると思いますが、道教もその教派は多くに分派していますし、そこで言われている事も、同じ言葉でも意味合いが違ってくることがまま有ります。ですからこれから書く事も、道教の代表的な考えとは言いきれませんので注意してください。

仙道修行法について、高藤総一郎著『秘法！超能力仙道入門』P．85に書かれている方法を記載しました。

仙道修行法は、「最もポピュラーな北派、伍柳派のものを使った。

(1)煉精化気……精を練って気に変え、体中にめぐらせる段階である。↓小周天
(2)錬気化神……気を練って陽神という気でできた分身を作る段階である↓大周天
(3)煉神還虚……陽神を鍛えて空間、時間を自由に超えられるようにし、最後には肉体も、陽神と同じ状態まで引き上げていく段階である↓出神

⑷還虚合道……陽神も肉体も含めた自分というちっぽけな存在を消滅させていき、タオという根源的なものに戻す段階である。」

という段階で修業を進めていくようで、さらに細かい段階が示されているようです。

そして第一に修行として行わなければならないのが、煉精化気と言われる小周天の行だそうです。

小周天の行の簡単な説明を同書P．140から抜き書きしておきます。「小周天とは、気を下腹部にある丹田など（必ずしも丹田でなくてもよい）で感覚化したあと、任脈督脈に通し、体を一周させるトレーニングである。」「気を回したり、強化したりということをとおして、最終的には、これを意識で自由にコントロールできるようにしていくのだ。」とあります。同書P．152では呼吸法として、「武息」「文息」「調息あるいは半文息」の3種類を挙げています。その時の座法もいろいろあるようで、さらには横になって行う方法など細かく書かれています。

小周天を始める時のコツなどにも触れ、この小周天が仙人へのスタートだとしています。

そして、仙道による原因不明の病気として、小周天を正確に行わないと、空車を回すと言って、にせの陽気を回した場合など悪い影響や病気になったりすると書かれていて、注意喚起がされています。小周天の修行を行うならきちんとした指導者につかなければならないようです。

小周天がマスターできれば次の段階の大周天となり、仙人に一段近づきますが、さらに難しくなりますので、興味のある方はご自分で調べてください。

第七章　仏教の気

【紀元500年頃中国で提唱された仏教の気】

仏教そのものの発生は、周知のとおりインドで誕生した宗教です。仏教の開祖はゴータマ・シッダールタで、紀元前5～6世紀頃、インド北部を修めていた釈迦族の王子として生まれました。インド生まれの仏教に元来、気という概念は存在しませんでした。仏教の基本的な考えは、インド・ネパール地方の世界観である輪廻転生《りんねてんせい》という無限に存在する前世と、生前の業《ごう》によって次の転生先へと輪廻するというものです。そしてそれからの解脱《げだつ》という考え方です。死後もまた別の生を受けて生き返るという業《ごう》（カルマ）から脱出するためには、生前に善い行いをして功徳を積めば次の輪廻では、良い環境に生まれ変われ、悪行を行えば悪い環境に生まれ変わる。ですから、仏教では善い行いを積めば来世に幸福が来るというものです。

道家的な死生観である気が集まれば生であり、気が散ずれば死という思想とは本来相容れないものだと思われます。

第一節　仏教の中国伝来と気

仏教の中国伝来は1世紀頃とされていますが、中国人の多くの心をとらえるまでにはいきませんでした。

5世紀頃になると仏教は活発化しだし、中国で先行していた儒教や道教と対等に渡り合い論争するようになりました。

当然宗徒を多く獲得することが重要であり、当時の中国人に分かりやすく仏教を説明できるようになったということです。

拙著『鍼灸医学の基礎と来歴』P.337で仏教擁護理論者である慧遠《えおん》（中国東晋の時代の高僧）の意見を挙げ「「気」は万物のおおもとでしかないが、神は霊妙なので説明すらできない。「気」と神を比べたら、「気」などは物質の前提のものであるというふうに、「気」についての説明がついてしまいます。それに反し、神は全く説明すらできない存在なのだ」と道教的な気を仏教の神の下に置き、さらにP.338「仏教では、「気」など神からすれば大したことのないものなのだから、「気」を信奉する道教などよりも、神仏を信奉する仏教に帰依しなさい」とも言っていると考えられます。

このように仏教的には気の思想は本来無かったのです。仏教の輪廻転生や解脱という考え方と、気の集散が生命の根源とする考え方とは基本的に違うはずでした。

第二節　仏教の気

小野沢精一編『気の思想』の中の「儒・道の気と仏教」鎌田茂雄論文P．333に「中唐になるとたんなる排斥や批判ではなく儒道二教を仏教の体系の中に組み入れようとした。」さらには「それは逆に中国思想のなかに仏教が埋没していく過程でもある。」とあります。このころから仏教も気理論を取り込み更に民衆に分かりやすい、なじみやすい教義が出来てきため仏教徒も多くなっていったと思われます。

第三節　禅宗と気

仏教には元来、気という思想は有りませんでした。しかし中国に渡った仏教は、中国の固有の思想である気を無視できなくなりました。当初は仏教と対立する儒教や道教と対立する場合、気を対立概念の一つとしていました。

つまり気の思想よりも仏教の思想の方が上であるという考え方がありましたが、時代と共に仏教も気という概念を取り入れるようになり、独特の中国仏教が形成されて行きました。

特に仏教の中で気を意識したのは禅宗と思われます。禅宗の場合、禅という修行に道教の呼吸法を取り入れることで、仏教と気の垣根が低くなっていったと思われます。

禅宗発祥の地は嵩山《すうざん》少林寺で、インドから渡来した達磨により始められたとされています。少林寺はまた少林武術の中心です。このことから、武術と気との関連を連想されますが、私の調べた限りでは関係はなさそうです。

第八章　理気二元論

【紀元1100年頃に提唱された儒教の気】

南宋（1127〜1279年）の時代に、新たな儒学哲学が朱熹《しゅき》によって提示されました。朱熹は通常朱子と呼ばれ、日本ではその学説を朱子学と呼んでいます。

ですから、前項の道教の気ではなく、この理気二元論は儒教の気の考え方と言ってよいのです。

それでは儒教とは何かというと、「孔子が唱えた道徳・教理を体系化したもの。」となります。朱子の気の考えもこの道徳や条理といった考えもとに組み立てられた理論です。

朱子（1130〜1200）の気の考え方は、小野沢精一編『気の思想』「朱熹の思想における気」P.439山井勇論文に「朱熹は理と気との二つの概念によってあらゆる事物の生成・存在を説明し、その上に心性論や修養論を組み上げた。すべてが理と気とを中核とする理論によって体系づけられているのである。」とあり、理気論または理気二元論とも言われる所以です。

第一節　理と気の意味

それでは朱熹の理と気はどういう意味を持つかというと、山井勇論文P.443に「万物の物質の面は気（あるいは気と質）によって構成されるが、物は気だけで成立し存在するのではない。「理」があってはじめて気が物を構成し、」とあり、さらに理とは「条理」としている。さらに同論文P．444では「すべての物事はみな理と気とによって成立し存在する。既述のとおり、事物の物質の面は気（気質）によって出来上がり、その物質のありかたを規定する根拠・原理・法則や事物に具わる条理などが理である。」となっています。

気が集まって物質ができると言われてきたが、気だけでは成立しない、そこには理が介在しなければ気が集まれないし、物質もできない。ですからこの世が出来上がっているのは理と気によってであるという理論です。

そして物質を作る二元である理と気は平等としていますが、理と気は平等であって平等ではない、やはり理の方が上に位置していると受けとめられます。

第二節　つまり形而上《けいじじょう》か形而下《けいじか》かという問題

理気論において理が上で気が下に位置されているということはどういうことかと言いますと、形而上（かたちよりもうえ）か形而下（かたちよりもした）かということになります。

1．形而上の語源

形而上という言葉は、『周易』繋辞《けいじ》上伝《じょうでん》を出典としていて、「是《こ》の故に形よりして上なる者、これを道と謂《い》い、形よりして下なる者、これを器と謂う。」から来ているそうです。

(1) 形而上

道とは道家のいう道と同意味で、人知の及ばない自然や運命の法則を指し、当然物ではありません。ですから形が無いので形が有る者よりも上に位置しているとなります。道は具体的な形を超えた上のもの、形而上として論議されます

(2) 形而下

器とは入れ物であり、入れ物に入れられる物もこれに属します、これらは形が有るので形に分類され、上下関係でいえば形は下に位置しているとなります。これが形而下で、物質の論議対象となります。

(3) 理気の形而上下

理気二元論で見ると、理は当然形が無いので形而上となります。それでは気はどうなるかと言いますと、小野沢精一編『気の思想』「朱熹の思想における気」山井勇論文P．446に、「気そのものは有形ではないが、形を持つ可能性のあるものであるから形而下なのである。」として朱子学において、気は形而下として認識されるようになります。

気が形而下で論議されるものならば気は形あるものに限りなく近いか、又は形あるものという認識になっていきます。

第三節　気は物質である（気物質論）

1．気物質論その1

鍼灸医学で気を解釈するときに、この理論が大きく影響してきました。中医学では、唯物論的な傾向があるので、気もこの形而下の論法で理解させようとしています。

日本の鍼灸業界は、その独自性を維持できない状況で、中医学に押され気味ですから、当然気物質論を取り入れています。

鍼灸の教科書検討小委員会著『新版　東洋医学概論』のP．42にあるように「気とは、人体を構成し、生命活動を維持する精微物質（極めて細かい物質）を表すとともに、機能を表す言葉でもある。他の生理物質と同様、全身の組織・器官をめぐり、身体中に満ちており、人体を構成し、生理活動の原動力となる。」という説明になってしまったと思われます。

形而上か形而下かという論議はあくまでも儒教哲学の中での話であり、自然物理学の理解の仕方とは違いますので、気を精微物質ととらえる事になんら違和感はないのでしょうか。

2．気物質論その2

丸山敏秋著『気―論語からニューサイエンスまで』のP．19でも、「気の概念を定義づけることは極めて難しいと言わねばならない。だが敢《あ》えて言うならば「現象界における一切の存在ないし機能の根源」と表現できよう。この現実世界の一切の存在物は気から成る。つまり気は、存在物を構成する究極極微のアトム的な要素なのである。」としています。

アトム的な要素とは原子のことだと思われます。やはり微細な物質という理解になっているのでしょうか。

ただ同書にはP．20で「気が物であるとともに作用（はたらき）であるということを、古代中国人はあえて穿鑿《せんさく》しない。そのどちらか一方である必要などまったくなかった。」とも書かれています。

物質でもあり作用であるというのは、現代では光に代表される理論で、光は粒子であり波動であるという両方の性質を持つとする性質を言います。

気とは物質であるとともに作用であり、その両方の働きを兼ねているという説明ですが、気理論が構築されつつある時代、千年以上前の時代には無かった理論で、現代科学的な知識で解釈しているので、気物質論から逃げている気がしますがどうでしょう。

更に深読みになってしまうかもしれませんが、気と光の共通性（本当は思想と物理学というジャンルの違いがあるのですが）を言うことによって、遠くに離れた場所に瞬時に気を送ることができるという理屈の論拠になっている場合もあるので注意する必要性があるのではないでしょうか。

第九章　気功の気

【1957年頃から提唱された気】

第一節　気功の歴史

気功という言葉を良く耳にします。それでは気功とは何かと調べると良く分からないのです。それには理由が有ります。

気功を調べるには、まずその歴史になりますが、気功の歴史は2000年有る、とか3000年有る又は4000年という書まであります。

自分の行っているものに権威を付けるためには、歴史がより古い方が良さそうに見えるので、なるべく古く言いたがります。

馬済人著『中国気功学』という本でも、P．4に「古代の練功書には「気功」の二文字を見つけ出すことはほとんどできない。」としながらP．20に「気功は非常に長い発展の歴史をもっており、すでに二千年以上前の医学書やその他の文献の中に、これに関する記載を見出すことができる。」とありました。

古代の練功書とは、たぶん二千年以上前の養生の書と思われます。これには気功は出てこないと言いつつ、二千年以上前の医学書とは『黄帝内経素問・霊枢』を指すと思われますし、その他の文献というのは、やはり養生の書でしょうが、これらには、これ（気功）に関する記載を見出す頃が出来るとあります。この文からすると二千年前から気功があったのかなかったのか、読んでいて理解に苦しみます。

湯浅泰雄著『「気」とは何か』P．105に気功を「この言葉は清朝末期ごろから武道家の一部で使われていたものであるが、」とあり現在の気功とは若干違った意味合いでは1800年後半頃には存在していた言葉ではあるようです。つまり内容はともかく気功という言葉は、二百年程度の歴史しかないということです。

第二節　気功は劉貴珍《りゅうきちん》の著書から

ただ気功についてはそんな単純なことではないようなところがあります。

現在一般に使われている気功についての歴史は、1957年に劉貴珍《りゅうきちん》が著わした『気功療法実践』からと考えられます。

劉貴珍は中国内戦という国民党と共産党の戦いの時、共産党軍に参加していました。ところが、1947年頃28歳とされていますが、呼吸器疾患で戦線を離れ故郷に戻ったようです。（一説には公営の貿易会社で働いて胃と肺を患いとあります。更には劉貴珍著1991年刊『気功療法実践』P．4に「1940年、私は重症の胃潰瘍だった。」とありました。）

この当時は日中戦争終了後とそれに続く国民党と共産党の内戦真っ只中ですので、まともな医療にはかかれませんでした。そこで田舎に帰り、道士（道教という宗教の出家宗徒）劉渡舟《りゅうとしゅう》に道教の「内養功」

を習い修練して実践することにより健康を回復したとされています。

1．内養功から気功へ

劉貴珍は、1949年内戦を制した中国共産党に入党し、休養所勤務になりました。道教の「内養功」で自分の体を治した経験を買われてだと思います。

しかし中国共産党は、共産主義を掲げていましたから、宗教を原則禁止していました。当然道教は宗教ですから道教色のある「内養功」を休養所で大っぴらに行う事は出来なかったと思われます。

そこで「内養功」の実践に道教色のある言葉を排除し、療養所の入所者達に教えたのでしょう。もとより医薬品も医者も不足していたであろう当時の療養所ですから、まともな医療を受けられなかった入所者には、その健康法は評判になった事でしょう。

つまり、道教という宗教を共産党が排除してしまった所に、気功は宗教ではありませんと言って、すっぽりはまり込んでしまったわけです。（この時はまだ気功とは言っていなかったでしょうが。）

2．気功は医学へ

ですから気功の歴史と言うと、共産党体制が安定化し宗教への締め付けが少し緩んだ中国においては、気功がこの劉貴珍からではなく、道教の歴史と同じであるとして、道教の出来た2000年前とか、その前身の養生思想の時代からとして3000年前から続いていると主張しているのです。

気功も順風ではなく中国共産党の失政などで弾圧された時期もありました。当時のお金のない中国共産党にとって、気功はお金のかからない医療行為と考えたのでしょう。ですから西洋的な病院でも正式採用され、気功科という科まで作って研究され発展をとげてきました。

現代になって病院に気功科が有るという事は、中国共産党の歴史から見て、一度有効と言ってしまった気功科を、間違いでしたと排除することが出来なくなっているのだと思います。それどころか逆に気功を中国独特の医学、東洋の不思議な医学として西洋に積極的に売り出した時期もあったようです。

第三節　気功の流派

劉貴珍の作った気功は、道教の流れをくむことは確かなことなのです。

ところが、中華人民共和国となった時に、宗教が禁止されました。当然道教も弾圧の対象となりました。弾圧と言っても道士という出家者達を抹殺したわけではありませんから、道士たちは還俗させられ地方に隠れ目立たないような生活を送っていた訳です。

そこに気功と言う、名前を変えた道教もどきが出現しました。道教と名乗らず気功と言えば復権が出来たのです。かつて道士だった人たちの一部と、道教を構成していた方士という方術を行っていた人達がこぞって気功の流派を作りました。

そこで気功の流派は収集のつかないくらいの数と思惑の違った考えを持った集団が出来上がってしまったのだと思います。

流派やグループの数を数える事は不可能ですが、３０００以上あるのではとか、万単位で有るとか言われています。

ただし中華人民共和国が出来てから10年程度たった頃に、道教教団は政府への協力を申し出て、若干市民権を獲得できたので、正統な道士達は道教としての活動を行えたと有りますが、再び文化大革命の時代には強力な弾圧が行われ、出家道士達は還俗せざるを得なかったようで、この人たちの中からも気功に転身した者もいた事でしょう。

第四節　気功の種類

先に書きましたように、気功は複雑な歴史を内包しています。ですから気功と一言で言ってもその中にはいろいろな要素が含まれますので、それを整理して気功の種類を挙げてみました。まず大別すると軟気功と硬気功に分ける事が出来ます。

1. 軟気功

軟気功とは養生や医療を目的とした気功で、一般的に我々が気功と言うときはこれを指します。

2. 硬気功

硬気功は別名武術気功と称し、肉体を鍛える気功を指し、喉に有る天突のツボに長い槍の穂先を当て槍の柄がしなるまで押し付ける様な、見ている方がハラハラする芸当をする気功です。映像映りが良いので、テレビなどでもてはやされ、一時映像露出が多かったため、気を集中すればこんな事までできると勘違いしている人もいると思います。

気ではなく訓練です。（訓練も「気」の一部だと言われれば返す言葉もありませんが。）もしくはマジックなども含まれているようです。

つまり武術家達が、流行の気功という言葉を使ってあたかも気の力で行っているように見せかけたもので、本来のここで討議したい気功の気とは若干異なると思います。

3．軟気功の種類

軟気功はさらに、内気功と外気功とに分けられます。

(1) 内気功

内気功は、元来の道教の中でも小周天を中心とした養生・健康維持法で、自分で自分の体の気をコントロールする修練していく気功を指します。この流派は外気功に対し、あまり賛同してはいないようです。何故かというと、劉貴珍が目指した本来の気功だからです。自分で自分をコントロールして病状改善を目的とする療法だからです。

(2) 外気功

外気功は、内気功で養った気の力を体外に放出して、その気で患者さんの治療を行うとされる気功の名称です。

外気功については、二種類の考え方の違う流派が有るようです。

矢山利彦著『気の人間学』P．179に「一つは外気を出すと自分の蓄積した気エネルギーが減少すると主張するグループ（ほとんどの外気功師はこのように主張している）と、いくら出しても、天地の気を取り込んで流すだけなので減らないと主張するグループになります。」とありました。

①外気功を使うと気が減る

『気の人間学』の中の、外気を使うと減るというグループは「外気は出すと減るばかりでなく危険である」ともありました。

当然道教的な気の考えでは、気が集まって生があり、気が散じれば死という考えが根底にあるからで、自分の持っている気を放出すれば、寿命が縮んだり生命が脅かされると考えているからです。

なおかつ道士と呼ばれる人たちは、不老長寿を願い、いかに気を集め散じないようにするかの修練を日々行っている人達です。気を外に放出するという事は、自分の命を削るということなのです。

この減ると主張するグループは、当然気功による患者治療はめったに行いません。

②外気功を使っても気は減らない

矢山氏は『気の人間学』P．184で外気を出しても減らないとする気功の老師三人を挙げ、その根拠を聞いていますが、一人は無尽蔵の無、二人目は福と徳、三人目は出神とし、出神については秘伝なので教えてもらえなかったと言っています。

　このように外気功については混乱していて統一見解が有りません。歴史のなさが見えるような気がしますがいかがでしょうか。

第五節　気功の気

　気功の気については、気功が出来てから60年と大変短く（道教的な養生法は別）流派グループも非常に多く統一的な見解など出しようもないのが現状だと思います。

ただまじめな内気功のグループでは、気とは気功をしてみないと分らない感覚であると言っています。

まさにその通りなのかもしれません。

内気功は自分が体感することで、健康に向かって行くわけですから、傍から見ていると大変地味な映像になります。そして、誰でもがまじめに訓練すればある程度の所までは到達できるという一般性があります。

　外気功が不真面目なグループと言う訳では無く、通常の訓練で到達できないと思われる技術であり、その存在に賛否が有ります。

　外気功は他者、つまり自分の体の外にある物や人に対して行うので、中にはマジックのような事も平気で行われているようです。

　林一著『気って何だろう』P.12に「気を放つと、薬瓶の中の錠剤がぽろぽろ飛び出してくるんだ。」

というテレビの放送の感想を述べている部分が有り、さらに「たぶん、こうした番組に携わる人たちはセンセーショナルであればいい、」と言って不真面目がどうかは解らないが、外気功が出来るという人達と、マスコミがあおっているというのではないかという意見を書いていました。

私は気功を全くやりませんので気功をされている方々が何を指して気と言っているか解りません。そして現在の状況を見ると、内気功という体内の気だけでは物足りなく、外気功の体外に放出される気についての方に、世間の興味の対象が移っているように感じられるのは私だけでしょうか。ただ、世間の興味と書きましたが、外気功は面白い興味の対象ですが、自分は出来ないと思っている人の方が多いようで、内気功ならばやりたい、又はやっていると言う方の方が圧倒的に多く、理性的な判断をされていて若干安心させられました。

もう一つ言わせていただければ、『気を科学する』とか『気功の科学』だとかいう名称を使っている本が有ります。気功師の脳波を測定したり、種々の機械を駆使して体から発するとされる気を測定したとする、医者や科学者の書いた本です。また中国では、気を科学的にとらえたと言ってその写真を公開したりしています。これらのほとんどが、「外気功の気」を扱っています。やはりセンセーショナルな方が受けが良いからなのでしょうか。

第六節　道教は気で病者を治療していたか

道教又は気功は、元来、呼吸法や運動療法さらには精神修養を行う事によって、自らの体を健康状態にすることを目的としています。

ですから患者に対して指導することが中心です。鍼や灸のように鍼灸医師が患者を治療するような行為はあり得ません。

しかし、気功の分類の中に「外気功」というものがあり、気功を修練したとされる老師が自分の気を患者に放出し治療するという行為が分類されています。

気功は道教の流れを汲んでいるので、道教にもそのような考えがあったかを調べてみました。そうすると、道教に布気という気を他人に与える手法が道教の傍流ではありますが、文献上存在していました。

1. 布気について

布気について、馬済人著『中国気功学』P．341に「外気による病気治療に関しては、古代気功の中で「布気」といい、『晋書』方技伝の中で次のようにかかれている。「道を学び気を養う者は気に十分な余りが有るので、其の気を人に与えることができる。これを布気という。晋の韋虚《いきょ》はこの方法により人の病を治療出来た。」とありました。

さらに「布」は施す、与えるの意味であり、布気はこの方法の実質を反映していることばである。とありました。

『晋書《しんじょ》』とは中国晋王朝について書かれた歴史書で、唐の時代648年に太宗の命で編纂されたものです。

このような権威ある書物に書かれているなら、道教の歴史の中で、気を他人に与えることが行われていた。つまり外気功はきちんとした歴史が有り、歴史があれば良いとも言えませんが、認めざるを得ないと思いました。

（1）『晋書』

しかし、この『晋書』について少し調べたところ、貴重な部分も多いが、正確性については批判的な評価が多いとあり、『旧唐書』の著者劉昫《りゅうく》は、「編纂に当たった史官は文士・歌詠みが多く、デマや誤報、くだらないゴシップを喜んで書いているような程度の低い連中で、広く異聞を集め、所々で評論家ぶって美文を書こうとしているが、真実を追求していない」と酷評しています。

さらに馬済人著『中国気功学』P．341に「『晋書』方技伝」とありましたが、『晋書』に方技伝はありません。このような分野に疎い私の調べですから、どこまで信ぴょう性が有るかわかりませんが、『晋書　巻九十五列伝　第六十五藝術傳』の中の幸霊という人物のところと間違っているのではないでしょうか。

（2）『晋書』芸術伝

ここには幸霊が呂猗の母の治療をしたことが書かれています。しかし「布気」という単語は無く、「靈療之　去皇氏數尺而坐　冥目寂然　有頃」となっていて、訳は「幸霊がこの夫人を治療するに、皇氏（呂猗の母）から数尺離れて坐り、静かに瞑目して、しばらくたって」となり、冥目寂然という治療法だったようで、これを後代の布気と言えるかどうか疑問です。

そもそも晋書の中のこの芸術伝は、珍しい技能を持った人たちの伝で、幸霊も方術（呪術や占いなど）を駆使する者とされています。ですから気を駆使して病を治したという逸話ではなさそうなのですが。

患者から数尺離れたところから、患者に触れずに病を治したという逸話から、無理やり気を放出して治療したと曲解していると思われます。

ただ方術を使う人を方士と言い、道教の主流ではありませんが道教の構成要員であり、庶民の苦しみを救うために呪術を使うとされています。しかし方士は気を扱っていたかは不明です。

(3)『雲笈七籤』

前出『中国気功学』にはさらに、P.432に「布気法は古代ではわずかしか伝わらなかったので、関連する記載も多くは無いが、」として『雲笈七籤《うんきゅうしちせん》』から引用しています。

『雲笈七籤』とは北宋時代の1017~1021年に成立した、百二十二(百二十)巻にも及ぶ道教の重要な資料的書物で、北宋以前の道教の珍しい資料も収集されているということです。

この『雲笈七籤』巻六十の中に『玄真先生服内元気訣法』があり16の項目が書かれていて、その9番目に「布気訣」があります。

『中国気功学』P.342に「布気訣」の部分を訳して「人に気を施して病気を治療しようとするならば、病人の患っている五臓にもとづき、その臓の真気を取り、病人の身中に布気を行う。病人を病んでいる臓の方向に向かわせ(肝病なら東方)、呼吸、心が安定してから気を与えはじめる。布気が完了してから気を飲み込ませると、鬼賊は自分から逃げてしまい、邪気は永久に途絶えてしまう。」となっています。

原文を載せておきます。以下の論考の参考にしてください。

「布気訣」「訣曰:凡欲布氣與人療病,先須依前人五臟所患之處,取方面之炁,布入前人身中,令病者面其方,息心靜慮，此與炁。布炁訖，便令咽氣。鬼賊自逃，邪氣永絶」

（4）布気の意味再考

明確ではありませんが、布気という単語が出てくるのは、『雲笈七籤』が最初ではないでしょうか。

そして、確かに布気を、気を施す、気を患者に送り込むという考え方でこの文を読めばそう読めます。「布気訣」の訳の最初の部分も、「人に気を施して病気を治療」と最初から布気が気を施すという意味で訳してしまっています。

ここで、布の意味を「しく」つまり広く行きわたっていると解釈すると「布気訣」の解釈に違う意味合いになると思います。

病人が外気を取り込む、つまり布気を行う方法を記していると解釈すると、「外気を取り込むための布気を行う前に、病人は患っている臓器の方角に向わなければならず、その後呼吸や精神を落ち着かせ、外気である布気が至れば、その気を飲み込ませる。そうすると、鬼賊は自ずから逃げ、邪気は永く途絶える」と訳すことも可能です。

この布気訣の中の布気を、気を体にためることができる道士が、その余った気を病者に与えて病気を治したとすると、気を出す術者の方が重要にならなければならないのに、受ける病者の事しか書かれていません。そこからもあまねく布《し》かれている外気（外気功の気ではない、この本が書かれて頃に外気功という言葉はありませんでした。）を病者が取り込むための方法が書かれていて、それによって病が治る過程が書かれていると読むのが自然だと思います。

中嶋隆藏著『雲笈七籤の基礎的研究』P.303〜313には『玄真先生服内元気訣法』の内容についての考察が書かれています。外気と内気の重要性の比重を論じていると思われます。ただしここでいう外気とは、外気功の外気ではなく体外の気で、簡単に言えば空気を指し、内気とは、体内の気でこれをうまく活用すれば、長生きができるという様な内容のものです。

このように解釈すれば「布気訣」も大気である外気を、病人はいかにうまく体内に取り込むかで、病が良くなるという意味にとれます。

(5) 蘇東坡随筆集『東坡志林』

『中国気功学』P.342に「蘇東坡の随筆集である『東坡志林』の中では、布気に関する二つの事例が記載されている。」とありました。

蘇東坡とは号で本名は蘇軾《そしょく》(1037〜1101)中国北宋代の政治家、詩人、書家です。事例は二つですが、文としては一つで、『東坡志林』第二巻の中の『道釋』で「書李若之《りじゃくし》事」という項目に書かれています。この項目の出だしに《晋・方技伝》とあります。これは蘇東坡の勘違いで、『晋書巻九十五　列伝　第六十五　藝術傳』ではないかと思います。

『中国気功学』を書いた馬済人も、蘇東坡の書いたままを写しているので間違ったのだろうと思われます。

①事例一

事例の一つ目は、『晋書』の内容と同じで呂猗の母親の足萎えを、数歩離れたところに坐り、瞑目寂然ののち、夫人を立たせたところ立ち上がることができたという話です。

違うのは『晋書』には無い「學道養氣者　至足之餘　能以氣與人」「道を学び気を養う者は、気に十分な余分が有るので、その気を人に与えることができるのである」と付け加えて書かれていることです。

つまり、この「東坡志林」で蘇東坡は、気というものを他人にを与えることができるとしてしまったのです。

ですから馬済人著『中国気功学』P.341にある「『晋書』方技伝の中で次のようにかかれている。」「道を学び気を養う者は、気に十分な余分が有るので、〜」とあるのも間違いで、『晋書』にあるのではなく、蘇東坡が書き加えた文であると思われます。

②事例二

前文に続けて、「都下の道士李若之は布気に長じている。自分の次男である迨は幼いときから身体が虚弱で病気がちであったが、相対して坐し布気を受けたところ、迨は自分の腹の中に朝日が照り、暖かくなったことを感じた。李若之は、道術を修めた異人に華岳で出会った」とありました。

この文で気になったのは、布気を受けてお腹の中が暖まったと蘇東坡の次男迨《たい》が言っているのですが、病はどうなったのか記載がありません。

このように布気という言葉を、道術を修めた道士が、病人に向かって自分の気を送り込むという意味にしてしまったのは、蘇東坡だと思われます。

(6)『道生八籤』・『類修要訣』

『中国気功学』P.343に『道生八籤』・『類修要訣』の中の『布気与他人攻疾歌訣』にも布気が書かれているとしていますが、『雲笈七籤』の「布気訣」と同様の文を更に、他人に気を与えられるという風に書き換えている文です。

布気という言葉も、気を他人に与えられるという文章も非常に少なく、調べるのも困難な程、事例の少ないものでした。

(7)道教の中の布気

道教の中でも「布気」は本道ではなく、珍しい資料という所から、なんとか外気功の正当性を言うために無理やり探し出したという感がぬぐえません。

坂出祥伸編集の『「道教」の大事典』などを見ても「布気」という言葉や「布気」を行ったとされる韋虚（幸霊）なる人物については書かれていません。

「気」を他人に施すという思想は、道教の不老長寿を願う思想、その中心は道家の気の思想ですから、やはり道教にはそぐわない思想だと思います。

学研社の『道教の本』P.101「気と不老長生」に「人体は気によって成り立っている」そして「この気が病めば、肉体も病み、霊も病む。問題は気の枯渇であり、消耗であり誤った活用である。これを癒し、気に永遠の輝きを与えれば、不老長生はおのずと獲得できる」とあり、気の修行により仙人をめざし不老長寿を得るためには気を漏らさないことが重要な課題となっています。

この道教という宗教の中、神仙思想のほんの片隅にあり、4～50年程前、気功の流派が乱立しだすまでは、全くと言ってよいほど、誰も気にかけていなかったのが布気だということも認識しておくべきだと思います。

2．気功創案者の劉貴珍はどう思っていたか

『気功療法実践』という劉貴珍著・李敬烈訳の本があります。その本の「日本語版への序」として中国北載河気功康復医院　張天戈（カ）が1991年3月6日の日付で書いている中に、「気功療法は病人が自分で気功をしてみて、自ら練功することによらなければならないということである。だからこうした療法をセルフコントロールの方法と呼ぶことができる。」とあり、さらに「劉貴珍先生は「気宜内養」（気は内に養うのがよく）、「外宜外泄」（外にもらすのはよくない）と主張し、病状と個体差に応じて功法を弁証選択すべきだと考えていた。」とあります。

劉貴珍自身は1983年に亡くなっていますが、この本の「はじめに」を自著していて、その日付は1981年10月となっています。

その後気功は劉貴珍のいう本来の気功、気功療法からずれ、硬気功（別名武術気功）や外気功などが生まれだしてしまったのかもしれません。

（1）福岡気功の会ホームページより

ＮＰＯ法人　福岡気功の会のホームページには「１９８５年ころというのは日本に気功が紹介されはじめた時期と重なっていましたので、このブームはそのまま日本でブレイクしました。草創期の気功療法、有名な古典気功、太極拳風味の気功、体操に近い気功、外気治療気功、そして宗教気功までが、入り乱れるように紹介されたのです。マスコミは競って「絵になる気功」を、ブローカーは「カネになる気功」をもてはやしました。」とあり劉貴珍が目指していたものとは大分違ってしまったのではないでしょうか。

第十章　日本人の気のイメージ

【40年位前から日本でイメージされた気】

日本に中国から気という言葉が入ってきた時期は明確ではありません。しかし、日本で漢字が本格的に使用されるようになったのは4世紀末から5世紀の初め頃とされていますから、たぶんこの頃でしょう。

気は、当初はケという呉音で発音されていたようですが、その後キという漢音でも発音されるようになったとされています。

自然現象や病などに気が用いられ、中には物の怪（物の気）などの不思議な現象にも使われていますが、総じて生活に根付き、極当たり前の言葉として使われてきました。

それが変わったのは、1970年（昭和45年）頃、簡化太極拳が日本に紹介され、健康武術として広まると共に、本来の武術である陳家太極拳の技をテレビが紹介されたのがきっかけだと思います。

1974年（昭和49年）超能力者と言われるユリ・ゲラーが初来日し、超能力とする力で、スプーンを曲げたり切断する映像が、テレビで盛んに放映されました。

1980年代になると、中国の不思議な健康法として気功が紹介されました。しかしテレビ関係者が主に放映したのは、硬気功と言われる武術気功でした。更には気を放出して病人を治せるという外気功などでした。

これらの事が入り交じり日本人の気に対するイメージが形成されたのではないでしょうか。

第一節　日本人の気のイメージは武術の気からか

太極拳のゆっくりした基本動作による健康効果は古くから知られていていました。しかし複雑な動きや習得の困難な動作があり、陽家太極拳を簡略化した簡化太極拳が作られました。武術と言いながら健康体操的な意味合いを持つ太極拳は、武術と健康という二つのイメージから、結構なブームになりました。武術家の中には、健康体操化した太極拳ではなく武術としての太極拳に惹かれ、陳家太極拳、つまり中国河南省温県陳家溝在住の陳氏一族を中心に伝承されている中国武術を習得した人物も現れました。簡化太極拳とは違い武術太極拳をテレビで披露した時の奥義を気と解釈し、武術の気というイメージが生まれたのではないでしょうか。

1. 武術の気とは

武術でも気という言葉を使う場合が有ります。しかし『気の思想』や『気の研究』『一語の事典　氣』にも武術の気という項目は出てきません。

ネット事典の『ウィキペディア』で出てきましたが、「武術では、独特の気の概念・理論を持つ。」とあり、その独特の概念や理論については以下の事が書かれていました。

「武術における気とは、体の「伸筋の力」、「張る力」、「重心移動の力」といわれることが多い。これらを鍛える為、様々な鍛錬（中国武術では練功）を行う。」と有りました。

この内容からすると、武術の鍛錬に気が関与している可能性は低いのではないかと思っていたら、やはり武術の練功は訓練であり超常のものではないと注がされていました。

また馬済人著『中国気功学』P.14に「さらに分析を推し進めれば、気功とスポーツや武術の訓練との違いがわかってくる。」と書かれていて、さらに、同書P.15では「「硬気功」と我々のいっている気功には、それぞれ異なった要素があるのであって、両者ははっきりと区別することができる。」とも書かれています。

2. 発勁

中国武術の用語の中で、発勁《はっけい》という言葉が有ります。発勁とは勁を発する。つまり「激しく力を発する」とか「左莱蓬《さらいほう》老師曰く『力は骨より発し、勁は筋より発する』」と説明されていました。

発勁は、人間の筋肉をどのように使ったら最善の効果が出るかが考究された力学とすさまじい鍛錬によって初めて行える技という事です。

3. 陳家太極拳

30年以上前だと思いますが松田《まつだ》隆智《りゅうち》という武術家がテレビに出て、この発勁の技を見せた事が有りました。

太極拳と言ってもこの当時流行っていたのは、楊家太極拳で、健康法を主体とした運動療法です。松田隆智は武術として行われていた陳家太極拳を本場まで行って体得してきたという事でした。

テレビでは芸能人を相手にして、その芸能人に内臓を損傷させないようにと分厚い漫画雑誌をお腹の所に当てさせ、足を前後に踏ん張らせ倒れないように注意した後、漫画雑誌に触れるか触れない位置に手をかざし気合をかけると、その芸能人が後ろに飛ばされたように倒れてしまいました。

発勁の中でも寸勁と言って一寸（３㎝）手前から勁を発して相手を倒す技でした。一寸手前から勁を発してというのは、相手に触れていないと言うのではなく、この３㎝の間の動きで相手に触れた時に強い衝撃を与える技術という事です。

4．武術漫画

この様な事から日本では、武術漫画で両手のひらの付け根を合わせ、手のひらを相手に向けて気合と共に気を噴出させ相手を倒す場面が出てきます。

これが中国武術の発勁を誇張させた絵面で、これを武術の気と思い込んでいる人が多く見受けられます。

ですから日本で気というとパワーとかエネルギーというような意味合いを含んでいると解釈している人が多いと思われます。

第二節　超能力者ユリ・ゲラー

1974年（昭和49年）超能力者と言われるユリ・ゲラーが初来日しました。テレビでは盛んに、力をかけずにスプーンの首を曲げたり、触っているだけでスプーンの首のところを切断したりするパフォーマンスが映し出され、日本中の関心を引き寄せていました。

またテレビ番組に出演し、念を送って多くの家庭に有るであろう、壊れたか、使っていないためかで止まってしまった時計を動かすということも行っていました。

これらスプーンを曲げたり切断する力、時計を動かす念をも気ととらえる向きもあり、気のイメージが混乱してきました。

第三節　気功の気

1980年代になると、気功が日本に紹介されます。当然珍しいものを求めていたテレビ関係者の目に留まりテレビで放映されました。

ですから、当然気功と言っても、テレビ関係者が興味を持ったのは、本来の呼吸法を用いて健康増進や病の改善を目的としたものではありません。これらでは地味すぎて動きが無くて話題性も乏しいからです。

テレビ関係者がまず最初に興味を持ったのは、硬気功と言われる武術気功です。槍を喉の部分に当てて槍をしなわせたり、体をトラックに轢かせてみたり、という荒業で、これらがテレビで結構放映されました。太極拳の気と武術ということでイメージが重なり、ますます気にはパワーが有るのでなないかという認識が生じました。

マジックまがいのものも気功とされ、気の力でできるとして物を消してみたり動かしてみたりするようなものまでありました。

外気功も、興味の対象としてよく取り上げられました。気とはパワーだけでなく病も治せる特殊な力という認識が生じ、同時期のユリ・ゲラーの超能力との兼ね合わせで、気とは何か、得体のしれない力を持つと誤解されだしました。

第四節　現代日本人の思う気

武術の太極拳を行っていると言っても特別な人間ではない。気の作用に見えた発勁も普通より少し訓練をすれば行える位置にあると理解されていたと思います。

ユリ・ゲラーの超能力も、多くの人がまねをして、中にはできたとする人も出始めました。超能力と言っても、ひょっとすると少し訓練をすると普通の人でも出来るのかもしれないと思わせ、誤解させるような方向でテレビは放映を続けました。

気功についても、気功というある程度決まった訓練をすることによって気功の効果が出せるものです。硬気功や外気功も同じように訓練でできるようになると思わせられてしまったのかもしれません。

ですから気というものを特殊なパワーや能力としながらも、ちょっと訓練すると気を扱えるように成るかもしれないという誤解を持ってしまったのが日本人の気のイメージではないでしょうか。

第十一章　現代中医学での気

【1995年（これより古い中医学の本の手持ちがないので）頃提唱】

東洋学術出版社の平馬直樹監修『中医学の基礎』には、P.34に気の作用として、推動作用、温煦《おんく》作用、防御作用、固摂《こせつ》作用、気化作用と5種類に整理されて書かれていました。

この本は日中共同編集となっていましたので、日本人の意見も反映されていると思われますが、中国の本の単なる翻訳のような気もします。

推動作用とは、押し動かすという意味で、気が血を動かしたり、各臓器の働きをさせたりする作用。

温煦作用とは、温は温める煦も温めるで、体を温める作用。

防御作用とは、外邪の侵入を防ぐ事。

固摂作用とは、体液の漏出防止や汗尿などの排出をコントロールする作用。

気化作用とは、精は気に化し、気は血に化す、という変化する作用と汗尿などの産生と代謝に関与する作用。

となっていました。

第一節　日本の鍼灸学校の教科書では

日本の鍼灸学校の教科書の『新版　東洋医学概論』（２０１５．４発行）P．45にも気の作用として同様の記載が有りました。

これを読んで内容はともかく、温煦作用などという言い方しかできなかったのかと不思議に思います。「煦」の字など普段見かけない字です。少なくとも私の人生で使ったことのない字です。少なくとも『素問』『霊枢』には出てきません。『難経』の二十二難に1回だけ出てくる文字です。

医学用語だから難しくて良いのだ。

鍼灸は中国発祥だし、現代中国の鍼灸研究は、非常に進んでいるのだからそのまま受け入れて良いし、漢字の使い方も日本とは違うのだから難しい漢字を使ってもいいのだ。

かえって難しい用語にした方が、威厳が有りそうでよさそうだ。

等々色々な意見が有るかもしれません。しかし中国と違って今の日本では、東洋医学、鍼灸医学を一般の方々にも知ってもらう努力をする時期だと思います。

日本の東洋医学、特に鍼灸医学は、もう少し日本人にわかりやすい単語を使うべきではないでしょうか。

第二節　中国古代医学での気

盧玉起編著『中国医学の気』では、当然中国古代医学に特化はしていますが、気の本質を考えるための諸説を解りやすく整理してありました。

盧玉起編著『中国医学の気』P．26で「現代の気についての研究」という項目があり、気の本質について中国では盛んに研究されていて、「気の本質に関する認識は、おおよそ物質・エネルギー・情報の三種の観点に分けられる。」とありました。

1．気―物質説

盧氏は、気の物質説で既知の人体構成要素、例えばホルモンや酵素・DNAなどとの関連が研究されたり、免疫力などもその可能性を示唆したりしていたり、更には微小な毛細血管をも候補に挙げられていました。

小野沢精一編『気の思想』でもその序の中で、中国では気を具体的な物として捉えてきた傾向が有ると示唆されています。

これは、朱子学が「理」を形而上に、「気」を形而下にしたため、気は物質であるという思想が根底を為していると思われます。

さらに、日中共同編集平馬直樹監修『中医学の基礎』P．32では、気について、「中医学では気を物質としてとらえるのが趨勢となっている。この物質は、世界を構成するもっとも基本的な単位であり、宇宙に存在するすべての事物を自らの運動・変化によって創出する基礎的な要素である。」としています。

盧氏は、物質説の論拠となる文献として、『中国医学の気』P．16で『素問』「気交変大論六九」を挙げ、「善言気者、必彰於物、」読み下し文では「善く気を言う者は、必ず物に彰《あきら》かなり」となります。盧氏訳は「気に通じているものは、必ず物について明らかなのである。」として「気と物質とは統一的全体なのである。」としています。

この『素問』「気交変大論六九」は『素問』の中でも運気七篇《うんきしちへん》とされ、原初の『素問』には無く、王《おう》冰《ひょう》が唐の時代に編纂した時に加えられた篇としています。日本では『素問』を読む場合、この運気七篇は別にして、運気論として読まれています。

(1) 現代中国が気物質論にこだわる訳

気を調べていると、現代中国では気をどうしても物質としたいという意図が見えるような気がします。そこで現代中国と言うものを考えてみました。現代中国は共産党一党独裁政治を行っています。中国共産党は、共産党ですから、共産主義を前面に掲げている訳です。

マルクスは共産主義を、唯物論的な見方で構築しました。神が人類を幸せにできるならとうにできているはずだとし、宗教は労働者の現況の苦しさの逃避先になっているとし、宗教を排斥し、共産主義的な唯物論を掲げたのです。

当然現中国もこの理念で中国共産党を作り、国民党を台湾に追いやり、中華人民共和国を作りました。共産主義のもと、当初は宗教も禁止しました。そして唯物論的な施策を行ってきたのです。

しかし、医療に関しては、医療技術と医療設備、広い中国をカバーできる人的金銭的余裕が無かったため、鍼灸や気功を医療として認めてしまいました。

鍼灸も気功もその中心は気です。鍼灸は気を論議しなくても治療は可能ですが、気功は絶対的に気というものを使わなければなりません。

そこで唯物論を中心にしている国家としては、気と言うものの解釈に困っていたのだと思います。国家が強制したか、気を研究している研究者が為政者に気を使ったか解りませんが、もともと儒教朱子学の思想が行きわたっていたため、気は形而下に置かれること、つまり気は物質であるという前提にあったと思いますが、前記のような気物質論が出来上がったのではないかと思っています。

2．気―エネルギー説

盧氏は気をエネルギーと考える理論も紹介しています。

盧玉起編著『中国医学の気』P．28では「気の機能としては、促進・温熱・防御〔精気の消耗を止める〕・固摂〔収渋ともいう。精気の脱漏を防ぐこと〕・気化〔気の運行・変化〕などの作用」と定義しています。これら気の機能は作用であるからエネルギーと解釈できるとしています。

気物質説は日本ではあまり評判は良くないと思いますが、このエネルギー説は日本人に受け入れやすい説です。その理由として『説文解字』気の解釈を藤堂明保の湯気蒸気論と、それを受けて鍼灸の気理論を結び付けた柴崎保三の蒸気エネルギー説がその根底にあるのかもしれません。

ただし、エネルギーをパワーと勘違いしていることが有ります。ここで言っている気エネルギー説の解釈としては、人間の生理作用を潤滑に行うためのエネルギーですので、その辺のところをきちんと理解してもらいたいと思います。特に特別なパワー・力では決してありませんので特に注意していただきたいと思います。

3. 気─情報説

盧氏は同書P．28で、「気の概念が、中国の医学理論においては、伝達・交換・保存などの運動の形式を示していることから、気の情報のプロセスに共通の特徴があるとみている。」とありました。

確かに経絡などは、治療点である経穴を選択する場合、患者の主訴の近くの部分ではなく、遠く離れた経穴を使い著効を得ることがあります。

また五行理論などは相生関係や相克関係で経穴を選択するのは、川の上流下流の関係の様に、上流の川幅や流れ、下流の状況を見て総合的に流れの改善を行うわけですから、上流下流の情報を集約するという意味では気を情報と捉えてもおかしくはないと思います。

大変面白い観点ではありますが、ただこれだけで気を説明するには若干の無理があるような気がしますがいかがでしょうか。

4. レーニンの物質論

盧氏は、気の本質の最後にレーニンの物質についての定義をあげ「物質は客観的に実在する哲学的カテゴリーである。」とし、「物質とエネルギーと情報とは、物質の三種類の存在の様式である。」つまり盧氏はこのレーニンの説を論拠に気は物質であるとしています。

レーニンとはロシアの革命家・政治家で史上初の社会主義政権を樹立し、ソビエト連邦建設を指導した人物です。

レーニンの物質についての考え方は、共産主義的唯物論からくる物質論で、物理学の物質論ではないという意見が有ります。つまり、レーニンは物質とは哲学的カテゴリーであると逃げていて、物質とは何かと言う本質論までは述べていないと言われています。

この『中国医学の気』の中にレーニンという革命家・政治家の意見が出てくるのには若干の違和感を覚えますが、中華人民共和国という国の中では必要な事だったのかもしれません。

ただ盧氏の『中国医学の気』という本は、当然私の持っているのは訳本ですが、内容は大変な労作ですし、今後気を調べたいと思った時に第一に見るべき本と思いますので、気に興味がある方はぜひ備えておくべきだと思います。

さらに付け加えておきますが、中国共産党が嫌いなのではなく、自由な国で発表されている事とは違い、共産党という背景のもとで発表されている内容は、どういう背景が隠されているかを知ろうという感性を持って頂きたく、あえてこの項を書きたしました。

第十二章　気についての私論

【2014年『針灸で不妊を克服!!』・2017年『鍼灸医学の基礎と来歴』より】

気とは何かというと、ここまでのプロフィールでは結論を出すどころか、ますます混乱してきてしまっているのではないでしょうか。

気は有るのか無いのか、気は鍼灸師にとって必要不可欠なものなのか、無視してよいものなのか。

そこでここでは、ほんの一例をあげて、気とは何かを考える材料としていただければと思い拙書『鍼灸医学の基礎と来歴』P．363からの補足説明を記載しておきます。

第一節　「気」についての補足説明

気ということについて、例をあげてもう少し説明を加えます。

戦国時代に甲という武将と乙という武将がいたとします。この二人は戦争をしていて、近くに陣地を構え向き合っていたとします。

当然、陣地はお互いに観察できる小高い丘か山の上に設けられていたはずです。

ある日の朝、甲武将は敵の陣地を見ていて、部下に「戦気が見える」今日、敵陣に戦いの気があるか

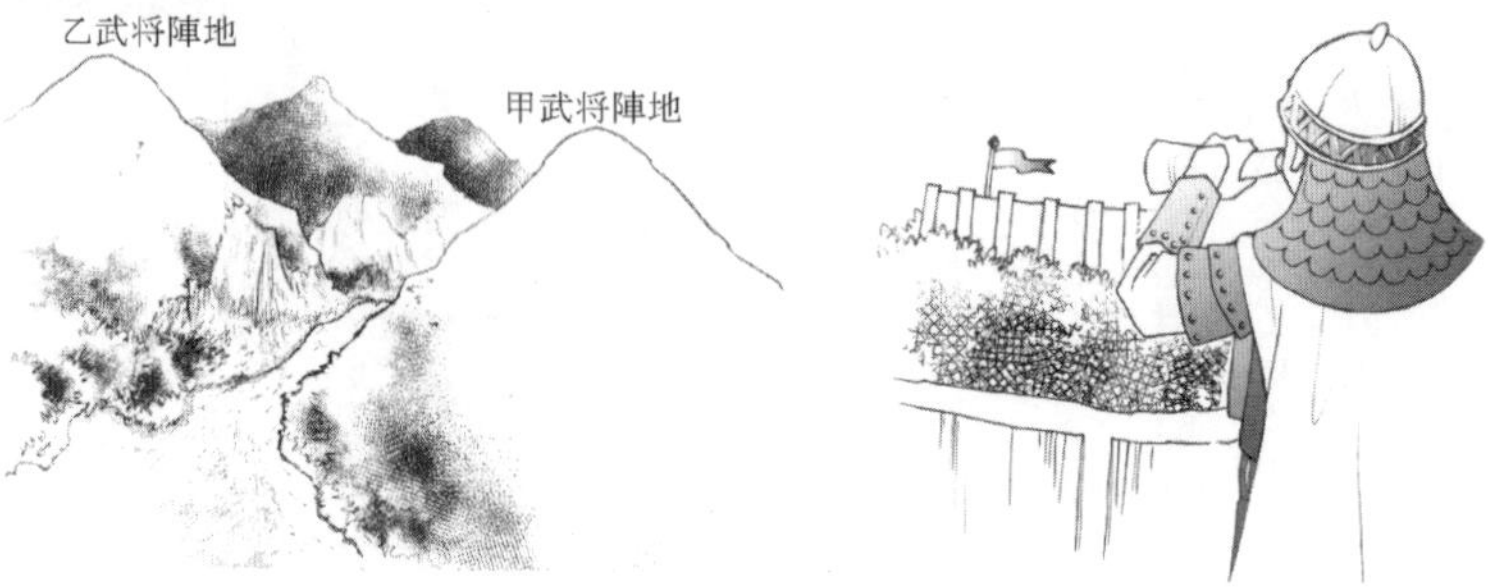

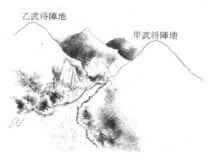

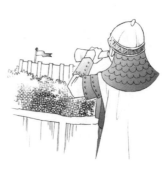

ら敵が攻めてくるはずである。迎撃の準備をするようにと指示しました。

甲武将の言うとおり朝食が終わるころ、敵が動き出し乙武将の一隊が一斉に攻めかかりました。迎撃の用意の整っていた甲武将は当然勝利を収めることができました。

甲武将の言う「戦気」とは何だったのでしょうか。甲武将はそれについては部下には全く説明はしませんでした。

しかし、これを解説すると、負けた乙武将はこの日の朝、総攻撃をかけようと考えました。戦力は拮抗しているので、攻撃を仕掛ければ長い戦になるはずです。

乙武将は部下に、今日攻撃を仕掛けるが、昼過ぎまでの長期戦になるはずだから昼の兵糧を持っていくように指令を出したのです。

乙武将の部下は、朝の分と昼の分の食料である米を炊いたのです。大勢の兵隊が二食分の米を炊いたとすると、いつもの食事を作るときの薪の量より多い薪が使われたでしょう。つまりこの日は乙武将の軍隊の朝飯を作る煙の量が、いつもより多く見えたわけです。

これで勝った甲武将は敵が攻めてくることを察知できたわけです。手品の種と同じで解ってしまえば何だと思うかも知れませんが、このような微細な変化を気と表現し、読み取る技術も同時に気と呼んだのです。

第二節　気とは微細な変化

このように東洋医学においては、体表や病人の行動などに現れる微細な変化を、気の変化と呼んだのです。この気の変化を読み取ることが鍼灸医学の診断だったのです。

鍼灸で体に鍼を刺したり接触させたりと治療を施すと、血行が良くなり冷えていたところが暖かくなったり、硬くなっていた筋肉が柔らかくなったりします。これを気が動いたと言います。

この微妙な変化を感じ取れるかどうかで、気が読めるかどうかの違いとなるのです。

現代でも気という字が付く言葉はたくさんありますが、微細な変化を包含している場合が多いと思います。たとえば天気、病気、空気など見えないけれど感じ取れるものも多いと思います。

第三節　気についての補足説明2

ところが、ここで終わらないのが気というものの難しさの元になっているのです。

先ほどの二人の武将の話に戻しますが、勝った甲武将の部下は、「戦気」の本質の説明を受けぬまま、「戦気」を感じ取っている甲武将の姿を目の当たりにしてしまいました。

この部下は、甲武将には「戦気」が見える、まるで戦いの神様のようだと思い込んでしまったのです。自慢を以てこの事を会う人々に言いふらしたのです。

するとこれを聞いたある人物が、自分も「戦気」が見えるようになりたい、と思いました。それでは、

「戦気」が見えるようになるためには、どうしたらよいか。

この人には、甲武将のような「戦気」を読む技法など、全く知りません。そこでこの人は、山にこもって自然と一体となり、ひたすら「戦気」というか「気」が感じ取れるように神仏に祈願する方法を選びました。

修行すること何十年?自然の中で生活していると感性が鋭くなってくるのでしょうか。自然と自然では無いものとが、何となく感覚的に区別できるようになってきました。これを、気を感じ取れると思い始めたのだろうと思います。

これから気というものが混乱していき、理論ではなく、摩訶不思議なものとされ、「気とは何か」という論争や解説本が多く出るようになってしまいました。

もっと厄介なのは、このような考えのもと、信じ込んで一生懸命やると、人間の能力というのは、先ほどの例のように、それらしくなってしまうことなのです。(あくまでも、それらしくですが。)

第四節　鍼灸治療においての気

例えば鍼灸治療で、腰痛の患者さんが来院されたとします。腰痛ですから、腰の部分の筋肉に緊張が現れているのが、診断できたとします。

これが「気血」の滞りなのです。この診断が出来る事が気を見ることなのです。腰に鍼治療をすると、緊張していた腰の筋肉がゆるみます。

つまり腰痛の場合、腰の部分の経絡の「気血」が滞り、筋肉が硬直して痛みを発していると考えます。この硬くなっている、通常とは違う部分、これが病変であり、「気の滞り」なのです。この「気の滞っている」ツボに適正に鍼を刺すと、「気血」が流れだし、滞りが取れます。すると筋肉が緩みます。鍼灸師は手の感覚で、病の場所の緊張が緩み、「気血」の流れが回復したことを認識できます。

この、緊張が緩んだ事を手で感じ取れるかどうか、つまり「気血」の動きを知る事が出来るかどうかは、治療家として最も重要な事なのです。

このように「気」の流れの変調は必ずその証拠を残してくれています。このかすかな証拠を知識と訓練によって知ることが出来る人が、鍼灸治療の出来る鍼灸師なのです。

鍼灸治療では、腰に関係する経絡の「ツボ」を探します。脈診といって、脈を診ることによって、腰痛を起こしている本質の病が見つかるのです。腰ですから肝か腎の経絡が関わっているかも知れません。

これらを見つけ出し治療することが、気を感じ取れる治療家なのです。この気を感じ取れるとは、知識も必要です。その知識のおおもとが『黄帝内経素問』とか『黄帝内経霊枢』又は『難経』と呼ばれる２０００年位前の古い文献なのです。この本の中に病人の気の変化と、変化した気を読み取る方法が書かれているのです。

現代医学では、最新の学術論文でも、数年たつと古臭くて、使いものにならない論文となってしまう事が多く有ります。日進月歩の学問なのです。

反面、東洋医学は、人の体の微細な変化を読み取る医学です。数千年前の人間と今の人間とでは、基本的なところでは、ほとんど違いません。数千年前の文献といえども、当然今日でも役に立つ資料なのです。

これが東洋医学と現代医学の違う所だと思います。

第十三章　科学者が研究した気

【1978年頃からの気の研究結果】

気というものを科学的に研究しようという考えが出始めたきっかけは、やはり気功であり、しかも外気功が刺激になっているようです。

品川嘉也著『気功の科学』P．16に「「気」が科学的研究の対象の対象に取り上げられるようになったのは、そう古いことではない。私の知るかぎりでは、正式に明らかにされたのは、一九七八年、中国の上海中医研究所と中国科学院原子核研究所が、共同で「気」の科学的測定を行った結果、「気」に物質的基礎が存在することを確認した、と発表したのを嚆矢《こうし》とする。」とありました。

気功は、劉貴珍が提唱した「気功療法実践」とは思惑の違う外気功が有名になり、中国ではそれに伴い外気功は存在するのだという裏付けに科学的な方法を模索しているようです。

その影響を受け日本でも、極わずかですが数名の科学者が研究に乗り出しています。ただその考え方はまちまちのようです。

ここに気を科学的に考えていて、それなりの成果を得たとする著者と本を挙げ若干の論評を書いておきますので、気を理解する一助になればと思います。

第一節　湯浅泰雄

日本人で気を科学的にとらえようと提唱した初期の人は、大阪大学や筑波大学の教授を歴任した湯浅泰雄でしょう。その著書は１９９１年に出版された『「気」とは何か』です。その本の「まえがき」から分かるように、この本を書く前から気功には触れていたようです。北京に出張中にギックリ腰を患い、マッサージでは効果なく、知り合いの気功師にお願いして痛みが取れたことが背景にあって、このような本を書きあげたようです。内容については、湯浅氏はその肩書から、文学博士であり、経済学博士であるので、自分で行った実験結果の発表ではありません。特にこの本の中の「人体外部の「気」のエネルギー場」の項目は、いわゆる外気功で、気功師が放射するとされる気について書かれたものです。

熟練した気功師が発する赤外線とか人体と磁場、体から発する音波や光などの測定結果から気功、特に外気功の気の証明となるかもしれないとしています。ただその実験結果の多くは中国の研究者のものでした。

第二節　品川嘉也

『気功の科学』という題名で、「大脳生理学が解明した「東洋の神秘」」という副題の本を発表されたのが、日本医科大学教授の品川嘉也です。

脳生理学者の品川氏は、この本が出版されたのが１９９０年なのでそれよりも少し前になりますが、当時の最新式の脳波計を用いて、気功師の脳や、気を発している時の脳波を測定して、色々なデータを出しています。私の読んだ中での一番の成果は「脳波の同調現象」だと思います。これは外気を出せるという気功師が、相手に対し気を発すると相手の脳波が気功師の脳波と同調するというものでした。気功師の外気と受け手の内気が気による情報伝達があるのではないかということです。

ただ脳波の測定では色々な成果が得られたけれども、気功師が外気を送って病を治せるという確証は得られていないようです。

第三節　町好雄

日本電機大学教授で工学博士である町氏は、1993年に『「気」を科学する』という本を、3年後の1996年に「「気」を科学するパートⅡ『「気」は脳の科学』を出版しています。

一冊目の『「気」を科学する』では、気功師の体表温度の測定から体表温度が上昇する気功師と下降する気功師が存在すること。ただし、体表温度の変化は、女性預言者や女性霊能者、修行を積んだと思われる仏教のお坊さんや超能力者のユリ・ゲラーなども同じ様な傾向が見られたようです。

熱源は遠赤外線と思われ、音波もありこれは低周波の音波が検出されているとのことです。脳波も測定していて、品川氏と同じような脳波が同調する結果を得ているようでした。

その他気功師からは微弱な磁気も検出された様です。この本の最後に医学・心理学への効果に期待を寄せつつもまだそこまでの解明はできていないようでした。

二冊目の『「気」は脳の科学』では、一冊目の内容にさらに治験を増やして書かれたものです。ただ一冊目でも少し気になったのですが、二冊目でさらに気になったことは、気と関係があるかどうか私には理解できませんが、超能力者や透視ができる人などをも脳波や気功師を測定した手法で測定し、同様の実験結果を得ていることです。

多分気功師も気を出せる、つまり外気が出せる気功師というのは特殊能力者であるとしています。このような人、生まれながらの特殊能力者であるユリ・ゲラーや透視ができる人、千日回峰行者（千日回峰行とは天台宗の修行で仏教の中では最も過酷な修行であると言われ、戦後14人程度しか成就したものがいない修行です。）などをサーモグラフ測定や脳波測定で検査すると、同じような結果が得られるという風に読めたのですがいかがなものでしょうか。

ただ一冊目の『「気」を科学する』のP．10に「この世で、いまだ誰一人として正解を知らない謎解きに挑む科学者の、「科学する心」とその過程を一緒に楽しんでいただけたらと思っています。」という文書があり、町氏の「気」を研究する姿勢に共感するとともに、二冊目の『「気」は脳の科学』で、P．106に「「気」そのものが何か？についてはまだ分からないにしても、多くの気功師や特異能力者を測定していると、その人がどのくらいのレベルの「気」を出すことができるかということも、ある程度分かります。」と書かれていています。

『「気」を科学する』P．125に気功師が気を作用させたときの変化として、サーモ・グラフィーの測定から「体表面温度が変化し（上昇・下降）、しかも気功師と受け手の体表面温度も同調する。」や遠赤外線・音波の検出器による測定から「気功師の放出する遠赤外線の中に一ヘルツ前後のシグナルを検出した。気功師の手の掌から一ヘルツ前後の音波を検出した。（音波の検出できない気功師もいる。）さらに脳波の測定から「気功師と受け手の脳波は同調する。気功師、受けてともベータ波は弱くなる。そして、その他の測定から「体表面温度が上がる気功師は、心拍数、血圧共に上昇する。微弱な磁気を検出した。」とありました。

町氏の研究姿勢と共に、気とは何かという直接的な結論は得られなくても、ある程度、このような測定をすることによって、偽物の外気功者を判別できると言っています。

私には本物の外気功できる気功者とは何なのかわかりませんが、少なくとも修行も訓練もしないで、外気功で病人を治せる、気で人の病を治せるという人たちを、本物かどうかふるいにかけられるならば、是非気功業界は外気功の信頼性を保持するために取り入れるべきではないでしょうか。

第四節　佐々木茂美

佐々木茂美氏は、東海大学教授、電気通信大学名誉教授という肩書を持つ人物です。気に関する著書が多数あり、気の関連著書は１９９１年から出され、７冊ほどありますが、ハウツー本を除く本として今回、１９９８年に出版された『「みえないもの」を科学する』が一番新しいので、この本について考察してみました。

佐々木茂美氏は、その本の「まえがき」で、「機械制御工学とメタル（金属）強度学を専門に研究」とあり、さらに続けて「二十数年前にユリ・ゲラーが曲げ切ったスプーンの、この世のものとは思われない断面を見た時から、「気」という目に見えないものの力に興味をもち、」と書いています。

つまり、ユリ・ゲラーの超能力と気とを混同していて、この本の内容もその基本姿勢で書かれています。

そして、前に書いた品川氏や町氏らは、人が気功を行った時の気功師とそれを受ける受け手との脳内や体の変化を中心に研究しています。それに対し佐々木氏は、気功師や超能力者の体の変化よりも、その結果起こった現象についての興味の方が優先しているようです。

ですが気功師は気を出せる、ユリ・ゲラーは超能力が使えるという事を前提に、それは自分の意識を変性意識状態にすれば気が出せるという結論になっているようです。

変性意識状態とは、P．49に「意識と無意識の境目に現われてきます。」ということです。P．65で「変性意識状態は、あくまでも状態であって、それ自体が目的ではない。目的はその状態をつくり出すことによって、気功とか超能力とか言われている現象を起こす未知のエネルギーを活用することです。」とあり、その未知のエネルギーとは宇宙エネルギーだそうで、それは五次元のものだそうです。

さらにゼロ磁場のある所は自然界の気の存在する所としています。

佐々木氏の理論には、物が動いていないという事は、ただ単にそこに置かれているだけの場合と、前後から押されていて動けない状態とがあり、この二つは、見た目は動いていないが全く違う状態であるという理論展開があります。

その典型的な例としてゼロ磁場をあげています。ゼロ磁場はP．114で「断層上の特異点付近にあり、地殻変動の巨大なエネルギーがぶつかり合っている場所です。」として、さらにゼロ磁場になるのは、N極とS極がプラスマイナスで打ち消しあっているゼロなので気が存在していると言っていています。

1．分杭峠

日本でもすごい場所があるとして、P．114に「その場所は、長野県伊那谷の長谷村と大鹿村の堺にある分杭峠周辺でした。」とありました。

私事で申し訳ありませんが、この大鹿村の山の上の方に「ヒマラヤの青いケシ」という日本では大変育てにくい植物を育てていて、青いケシの花をたくさん咲かせているという場所があるというので、数年前その青いケシを見に行ったことがありました。

その途中この分杭峠を通ったので、あまり興味はありませんでしたが、ちょっと寄ってみました。

高遠のホテルのパンフレットに日本有数のパワースポットとありました。気とパワースポットの違いが私には判りませんが、見たところ何の変哲もない山の中の場所です。パワーがあるため、植物が他の所より生い茂っているわけでもなく、木が異常に大きくなっているわけでもなく、何が気とかパワーなのか全く分かりませんでした。

さらにウィキペディア　分杭峠《ぶんぐいとうげ》には、「日本最大、最長の巨大断層地帯である中央構造線の真上にあり、2つの地層がぶつかり合っている、という理由から「エネルギーが凝縮しているゼロ磁場であり、世界でも有数のパワースポットである」とされている。2009年にテレビ・ラジオや雑誌で分杭峠のゼロ磁場が大きく取り上げられ、分杭峠に来る観光客が急増した。しかし、こうした考えは科学的に解明されたものではなく、疑似科学の一つと見なされている。中央構造線博物館の学芸員を勤める河本和朗は「地震を発生していないときの断層は，力学的には周囲の岩盤と同じ」と指摘し、「『断層で岩盤が押し合っている』という考えは地球物理的に誤りである」としている」とありました。佐々木氏の本のP．115に載っている断層を両方から押し合い安定しているゼロ磁場であるとする図表8は誤りであるということになります。

図表8　断層ではお互いに押しあう力によってゼロ場ができる

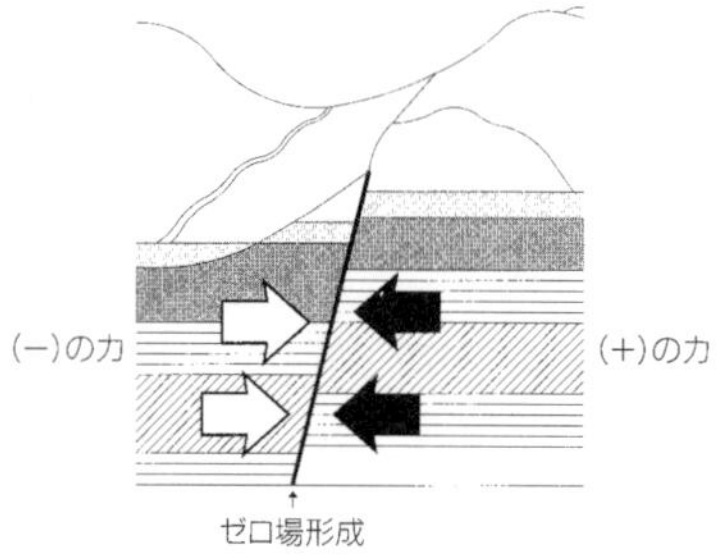

長野県伊那谷もこの断層によってできたゼロ場とみられる。

2．佐々木氏の言う気とは

佐々木氏の本については、五次元だの宇宙パワーだのという理論飛躍が多すぎであり、読んでいて意味の通じないことが多く、何か危険な宗教書のような感じを受けましたが、それは私だけでしょうか。

第五節　科学者の研究結果からの気

我が国の科学者と言われる人達の著作から、言えることは、気の本体は未だ不明であるということです。種々の測定装置によって、人体の微細な変動から状況証拠として気が出ているようだと思われる、ということだと思います。しかも気功師も超能力者も霊能者や預言者、修行を積んだお坊さんをひっくるめていいます。気を科学的に研究しだすと、気を放出できる人という範疇ではなく、通常人と異能者との区別ということで、それが何なのかという推察も考察もありません。

やはり気とは何かというとその結論は今時点では不明と言ってよいのではないでしょうか。

1．中国の気の研究

今回は日本人の研究者の著作物からだけですが、中国ではさらに多くの研究がなされているようです。ものすごく気になったのが有るので一例だけ書いておきます。仲里誠毅著『図解雑学よくわかる気の科学』のP．20ですが、「気で細菌を増やしたりへらしたりする」とあり、気功師が気を照射するとシャーレの中の大腸菌が50～90％死滅していた。と書かれています。大腸菌だから気でコントロールできても不思議ではないと通常は考えてしまうかもしれません。しかし大腸菌は単細胞生物ですけれども生命体であり、生き物です。もしこれを気で殺せるならば、人も殺せるはずです。脳内の主要な部分の血管壁の細胞を多少殺せば脳内出血により人が死ぬ可能性があるのです。

気功師というからあまり害のないように考えますが、道教的に言えば呪術者です。中国道教の歴史で、人を呪い殺した実績があるかどうかはわかりませんが、もしこの実験が本当ならば、ぞっとしているのは私だけでしょうか。

第十四章　気と超常現象

第一節　超常現象と超能力者

超常現象とは、通常では絶対起きない現象が観察された場合を指します。ですから超常現象の範疇には超能力者も含まれますが、超能力者が関与しない妖精の出現や幽霊屋敷の怪奇現象、ＵＦＯなどもあげられます。

超能力者とは、当然普通の人では絶対できない特殊な能力、つまりテレパシーや透視、念力、予知などができる人のことを指します。

つまり超能力者とは超能力が出来る人が中心で、超能力者の能力で起こる現象を超常現象ということです。

ただし、超能力者が関与しない超常現象も存在します。これは人が介在しないで自然界に起こる通常の理屈では理解できない現象です。

ここでは、分かりやすく超常現象を広義の意味では、超能力者が起こす現象を含む通常では起らない現象を言い、狭義の意味では超能力者が関与しない自然界の異常現象と定義したいと思います。

第二節　超能力者の存在

超能力という能力に対し、否定的な意見と肯定的な意見があり、その存在は絶対的なものではありません。

さらに話を難しくしているのは、超能力を肯定している人たちからも、意見が出るように、お墨付きを得た超能力者と、お墨付きの無いというより、偽超能力者が存在することです。

偽超能力者がいることによって、それを暴いた識者から、すべての超能力者が偽物として取り扱われてしまいます。ですから常に超能力に対しては好奇と疑いの目が注がれます。

第三節　超能力の分類

超能力というものをざっと調べると、宮城音弥著『超能力の世界』P．2によると超心理学という分野で取り扱われていて、その分類は左表の通りだそうです。

このように1985年頃の超能力では、気に関わりのある項目は出てきません。2014年に出版された梅原勇樹・苅田章著『超常現象』でもこのような表は有りませんが内容は同じようなもので気が関与している項目は出てきませんでした。

【超能力の分類】

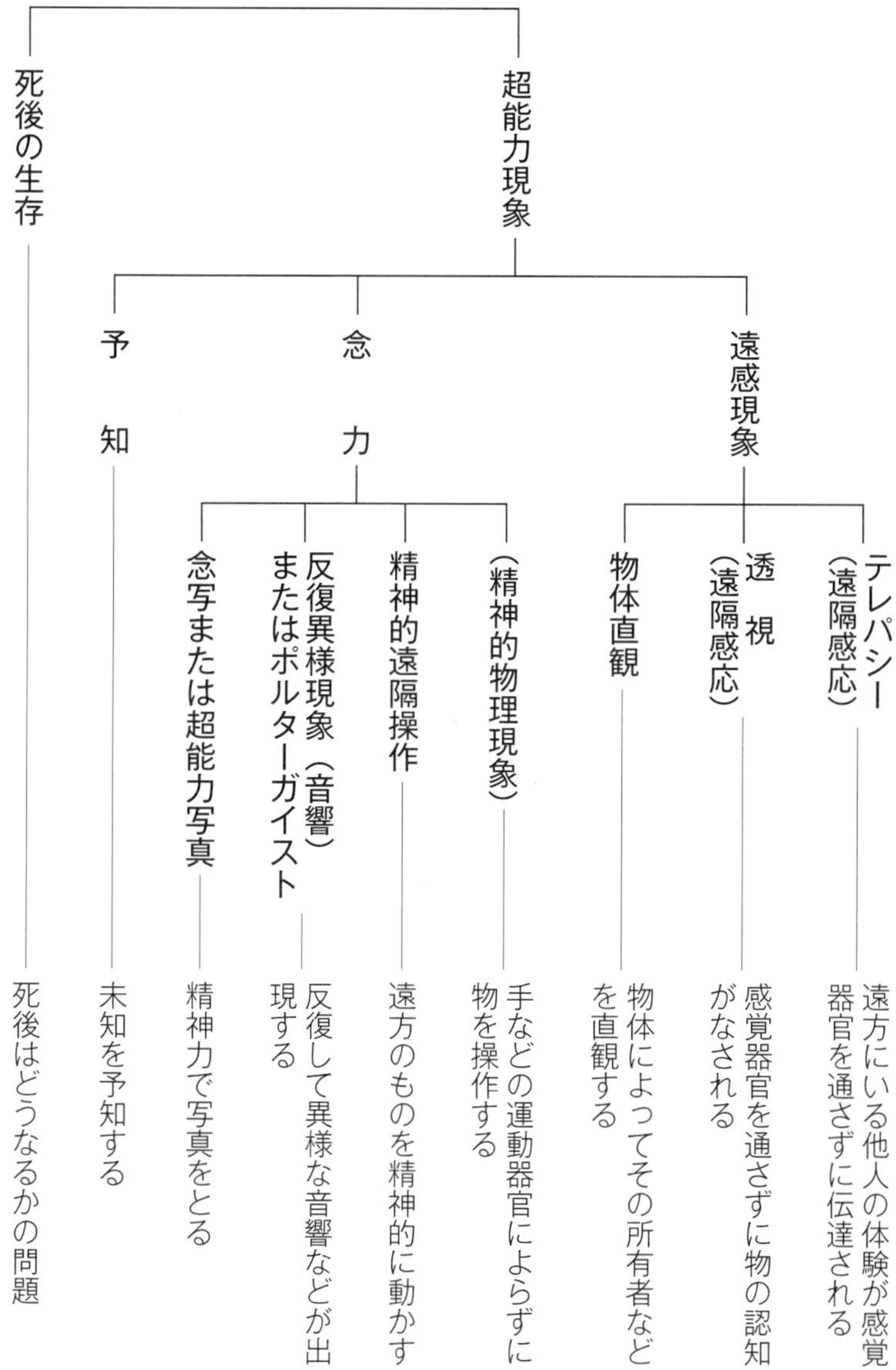
死後の生存
超能力現象
予知
念力
遠感現象
念写または超能力写真
反復異様現象（音響）またはポルターガイスト
精神的遠隔操作
（精神的物理現象）
物体直観
透視（遠隔感応）
テレパシー（遠隔感応）
死後はどうなるかの問題
未知を予知する
精神力で写真をとる
反復して異様な音響などが出現する
遠方のものを精神的に動かす
手などの運動器官によらずに物を操作する
物体によってその所有者などを直観する
感覚器官を通さずに物の認知がなされる
遠方にいる他人の体験が感覚器官を通さずに伝達される

第四節　気功師は超能力者か

気を自由に扱える人は、超能力者ではないのでしょうか。馬済人著『中国気功学』という本は1990年出版となっていますが、序には1982年となっています。『中国気功学』という本の内容の中には、前出のように硬気功と言われる武術気功や、気を放出して病者を治す外気功についても記載があります。この本を隅から隅まで読んだわけではありませんが、気功を超能力としている部分は無いと思います。

当然気功でも、その出発点である劉貴珍が体系化した気功療法という考え方の気功、つまり内気功、自分の健康を増進したり精神的な安定を目指したり、病に罹ってもそれを自分の力で治すという気功は、当然超能力に分類されることはないと思います。これは何故かというと、そのための訓練方法も規格化されていますし、普通の人が規格化された訓練を行う事により、ある程度目的に近づけるからです。

第五節　硬気功と超能力

そこで問題になる一つ目は、硬気功と言われる武術気功です。2～30年前だと思いますが、テレビで、気を練るとここまで出来るというイメージで、武術気功師という人たちが、ハラハラドキドキするような危険なパフォーマンスをしているのがよく放送されていた時期がありました。

武術気功といいながら、行っている事は、どこが気なのか全く分からない、どう気を鍛錬すればこのようなことが出来るようになったのかの説明がありません。

武術気功というからには対戦型のパフォーマンスを見せてくれれば面白かったのにとも思います。

更には武術気功師がオリンピックに出てメダルを取ったという話も聞きません。内気功を練習して精神面を訓練している人はいるかもしれませんが、これは武術気功ではないでしょう。

オリンピックに出場できるというのは、常人よりも優れた能力ですが、これを超能力とは言いません。そうすると、硬気功師は超能力者ではないという結論になるのでしょうか。では硬気功は訓練をすれば出来る範囲のものなのでしょうか。それならばサーカスの芸人達も大変な訓練をされてパフォーマンスを見せてくれています。

硬気功とは、サーカス芸人と同じ、訓練によってできるパフォーマンスと言ってよいのでしょうか。

第六節　外気功と超能力

第二に気功師が気を放出して病人を治すという外気功です。

気功の歴史や『気功療法』という本の内容からもわかるように、外気功師は劉貴珍が作り上げた気功療法という本来の気功を実践して訓練し、そこから編み出したとは考えにくいのです。

道教の方術を行っていたか、その系統の人達が言い出したもので、方術というと若干胡散臭い感じがしますが、気功というと中国政府も公認している療法ですから、信頼性が高まるので、それを利用したのではないかと思います。

道教の教派は複雑ですので明確なものではありませんが、道教の目的の中心は、気をいかに無駄使いしないように訓練して、仙人になることを目標としている道士です。その外郭に一般庶民を救済するための術を使う、方士と言われる人たちがいました。

この方士と呼ばれる人達が、方術を使って病人を治療していたという歴史もあるようです。方術と気とのかかわりは良くわかりませんが、方術は魔術的だと言われています。超能力ではなく魔術的と言われるその区別は何なんでしょうか。超能力に関しては、見抜けていない部分も多々ありますが超心理学という科学的な検証も少しづつされつつあります。

外気功についても、前項にあるように科学のメスが入りだしました。そこで、言われだしたことですが、病人を外気功師が気を出すことによって治せるという確証は得られていませんが、最近中国では訓練で出せるようになるものではなく、生まれながらの素質ではないかとも言われだしています。

それと、超能力は、実験と結果が明確に出せるものなのです。たとえばテレパシーや透視などは、その場で検証ができます。

外気功の場合、病人が外気功により治ったかどうかの、因果関係の証明に難しさがあります。たとえ外気功師によって病気が治ったとしてもその説明は、外気功師が気で病人を治したと言っているのだから、気で病人が治った、気以外の力で治ったのではないとなってしまいます。

これをそのまま素直に受け入れて良いのでしょうか。気とは何かという客観性は今のところ全くないので、言ったもの勝ちなのです。

さらに気とは何かということが明確にはなっていませんが、気を媒介にしているので、超能力者というよりも、気が扱える人という分類になり、超心理学で超能力者の分類をする場合、超能力者に組み込まれなかったのではないかと思われます。

ただ気の科学的研究では、超能力者と外気功師は同列の研究対象で、同列の研究結果になっています。

第七節　当然、鍼灸師は超能力者ではない

鍼灸師も患者さんの気を調整して、病を治すことを目的としている治療家です。それでも鍼灸師を超能力者としている文章に巡り合えた事はありません。

歴史的な人物で、超人的な診断力を持った人物の伝記などはありますが、現在では鍼灸師は、ある程度の勉強によって習得できる技であるとされています。ですから鍼灸師は超能力者ではありません。

1．気一元論の呪縛

ただ問題になるのは、拙著『鍼灸医学の基礎と来歴』P．325に荘子が言っている気一元論を取り上げ、「表題に「気」を取り上げている書籍は非常に多く、全てに目を通すことなど不可能ですが、数冊の本を流し読みしますと、多分この「気は一つ」という言葉の呪縛から解放されていない感じがします。逆の言い方をすれば、この呪縛を利用している感が否めません。

例えば、気功の「気」は存在する。なぜなら、鍼灸でも「気」を使って治療して、その効果がみとめられているでしょう。鍼灸には経絡という「気」の流れが有り、この経絡上に経穴という「ツボ」がある。

この「ツボ」を使う事によって病気が治癒する事は世界で認められている既成の事実ではないか。武術だって「気」を使って相手を倒しているではないか。だから気功の「気」も歴然として存在するのだと言っているような書き方が目立つような気がします。」とあるように、鍼灸医学が気というものを引き合いに出され、外気功と同一視され、超能力者の仲間にされることだけは阻止したいと思います。

第八節　超能力と気と科学

前項「13．科学者が研究した気」にあるように、科学者達が、気を研究しようとすると、気の研究は暗中模索の状況だったようですが、そのうち先行していた超能力者を研究していた手法を取り入れだしたようです。

例えば脳波の問題ですが、梅原勇樹・苅田章著『超常現象』のP．189に「『脳の同期現象』の謎」というタイトルで「1965年アメリカのジェファソン医科大学のデュアンらが、一卵性双生児の間で、脳波が同調する現象を確認し、権威ある科学誌『サイエンス』で発表したのが最初である。」とあり、1990年出版の品川嘉也著『気功の科学』にある気功師と受け手の間の脳波の「脳波の同調現象」という発見よりも20年以上前に行われていた実験です。

ですので、外気功師の脳波の変化、体表面温度の変化や遠赤外線・音波の検出器による測定なども最終的には、超能力者と言われる人達の研究に使われているのと同じ測定法で行われています。つまり外気功師は、科学測定の分野では超能力者と同列に分類されていることになります。

この混乱は、やはり気とは何かではなく、気を発することが出来ると思われる人はどういう人なのかという研究になり、結果外気功師は超能力者と同一線上で論議されているのです。

第九節　超常現象（パワースポット）と気

ここでいう超常現象とは、人が介在しないで起こる自然界の通常では絶対起きないことが観察される現象という狭義の超常現象に限定したいと思います。

超常現象は種々あるようですが、気と関係の深い超常現象としてパワースポットを取り上げたいと思います。

パワースポットが超常現象かと問われると自信がありませんが、通常の場所ではないということで話を進めていきます。

ウィキペディアでパワースポットを引くと、「パワースポットとは、地球に点在する特別な場のこと。エネルギースポット、気場とも言う。」とありました。

更にその由来は、「日本では、１９７５年以降に、超能力者を称する清田益章が「大地のエネルギーを取り入れる場所」として「パワースポット」という語を使用し、１９９０年代前半から、その言葉がひろまった。」とあります。

日本では、１９７０年代に太極拳が流行すると、パワーを持った気がイメージされるようになりました。

１９８０年頃になると気功が日本に紹介され、本来の気功は地味なためテレビで映像として放映される機会が少なく、反面、硬気功という武術気功や離れたところから病人を治す外気功がテレビで取り上げられ盛んに放映されました。

パワースポットという言葉の響きもよく、太極拳や気功の気とのマッチングもよく、パワースポットは、気場とされました。

さらにウィキペディアに「荒俣宏は、「パワースポットは大地の力（気）がみなぎる場所と考えればよい」と述べ」というように、大地の力＝気というイメージが定着したのでしょう。

あらためて考えてみると、大地のエネルギーとは何なんでしょうか。わかったようでいて全く分かりません。例えば火山が噴火しているところは、大地のエネルギーが盛んなのは分かります。火山の噴火している所をパワースポットとはあまりいわないようです。

どうも昔から自然崇拝されていた場所がパワースポットとされる場合も多いようで、霊場や聖地などもパワースポットとされるようです。日本で霊場というと神仏の霊験あらたかな場所ですので、神道や仏教の聖地ということですから、あまり気とは関係なさそうなのですが。

先にも書きましたが、パワースポットという言葉と、太極拳や硬気功・外気功などの情報が入り乱れて、パワースポットと気とを結びつけているのではないでしょうか。

最後にパワースポットの場所を調べると、たくさんの場所が出てきます。私の住んでいる近所のお寺さんまでパワースポットになっていました。誰がパワースポットだと認定するのかはわかりませんが、どこにでもパワースポットが有るので、パワースポットは特別な場所ではなくなりつつあるような気がします。

普通の町中にも多々有るとすると、超常現象ではなくなってしまいます。最も超常現象は、客観的に異常な現象が起こっている事なので、パワースポットは客観的な異常が見受けられませんから、超常現象には分類されないのかもしれませんが。

私的には、近所の公園の木の下でゆったりとくつろいでいる方が、遠くまで時間とお金を消費して行くパワースポットより、どれだけ良いかわからないと思いますがどうでしょう。

第十五章　気という言葉の総括

第一節　気の初期段階

雲は、自然界の中で最も身近であり、そして最もつかみどころのないものと言えます。その形は変幻自在にして、現われ方も周期性や規則性がありません。

古代人はこのような不思議さを気としたのでしょう。この当時の中国人の知識は非常に高く、規則性のある変化や人為的に変えられる変化は気とみなしなかったのではないでしょうか。

例えば川の流れです。雲の変化は気ですが、川の流れを気とは言っていないと思います。川の流れも変化ですが、ある程度灌漑し治水できる変化です。雲の動きには手が届きませんが、川の流れには手が届きます。

そして、気という言葉がさらに呼吸に関連づけられると、当然大気も気というイメージの中に組み込まれたと思われます。

呼吸と気は生命活動に欠かせないという現実が、生命活動に欠かせない食料にもおよび、食料の中にも気が存在しているという発想になりました。

これが古代中国での気解釈の拡大だったと思われます。生命活動と気が関連付けられると、より良く生きるための養生法が考案されました。

更に大気が気で満ち満ちているならば、その気はどこから来たのだろうか、という考えにおよぶのは、古代中国人にとっては必然であったろうと思えます。

第二節　道家の気へと

道家では、気は無から生じた、又は無と同意義語の道（タオ）から生じたと考えました。つまり万物生成論です。自然発生的な気が、理論的な気へと進化したのです。

何もないところ無から気が生じ、気が集まって物質を作ったと考え、万物ができたと考えたのです。更には生命も気の集まりであると理解しました。

この気の集まりである肉体も生命も、常に気を消耗しています。ですから、生きていくためには、大気から呼吸によって気を補充し、食物からも気を補充しなければなりません。それでも気の補充よりも消耗の方が早いため、人は老化し最終的には死を迎えます。これが生命の大原則です。

また体内に滞った気を悪い気として、いかにこの悪い気を体外に排出し良い気と交換させるかも重要なテーマでした。

第三節　養生のための気

養生の初期は、いかに健康に長生きできるかでした。その方法の第一は呼吸法です。吹呴《すいく》呼吸や吐故納新と言われる呼吸法で、体内に滞った悪い気、古くなった気を吐き出し、新しい良い気を体内に入れ充満させることによって、気の消耗を遅らせる方法です。

二番目には、熊經鳥申《ゆうけいちょうしん》などの導引と言われる運動療法です。体をねじったり引き延ばしたりすることによって気の流れを良くしようと考えられたものだと思います。

さらには呼吸法も、踵息と言われる、踵まで達するような深い深呼吸も推奨されました。

これらはただ単に生を長らえる事だけが目的だとして、生きているだけでなく、精神的な自由も必要だとして、養形・養神の両方を兼ね備えた養生が理想の養生とされました。

食事から取る気も重要と思われますが、この当時の養生ではあまり重要視されていないようでした。

第四節　医学は独特の気

医学の気は、患者に現われた体表の異常を、気の異常ととらえ、鍼灸を施すことによってその異常を解消させ、治癒に向かわせることを目的とした気です。

医学で使われている気というものの基本や理屈を理解し、五感の使い方を訓練すれば、大概の人が使える気だと思います。

医学の気、特に鍼灸医学の気は、理論的であり大変分かりやすい、客観的に理解できる気でなければならないと思います。

古代中国では解剖が規制されていました。その頃に鍼灸医学が出来上がるのです。解剖による体内の様子が分からない分、その診断には体表からの情報分析が欠かせませんでした。

切診といわれる触診です。正常な体表と、病により凝って固まった体表の違いは、指の感覚でとらえられます。これが気を見る事であり、鍼をすることによってその体表の異常を緩解させ、それによって病が治れば、その診断は正しかった治療効果があったとなります。つまり、触ることによって得られる指先から情報が、気を読むことになのです。

ですから医学の気は体表に現われた微細な変化をとらえ、その変化を改善させることによって治療効果を確認することができる気なのです。

養生法の気は、健康になりたい人が自分で訓練して、その訓練の結果動かせる気なのです。これに反し医学の気は、病人に対して医師である鍼灸師が、鍼灸を用いて動かし治療する気なのです。

第五節　道教の気

道教は、紀元200年頃の中国の道家思想を取り入れると共に、民衆迎合の宗教を作り上げました。道家の気と、シャーマニズム的な呪術の交錯する宗教であり、しいたげられた民衆のためなら、少しでもその人達の役に立つなら何でもありの宗教のような気がします。

このため気の思想が不明確になったことも否めないと思います。

道教では、養生法の中の養形を重視し、気が集まれば生、気が散ずれば死という理屈から、気を散じないようにすれば長生きが出来る、さらには不老長生、最終は仙人になれるという教義に至りました。

ですから、出家道士は、ひたすら気の修行をしていたようで、仙人にはなれなくても、健康維持をして長生きをしていたことは、うかがい知ることができます。

第六節　道教から気功へ

この道教から、呪術的な要素を排除し、純粋に呼吸法と導引により、病を治し、健康な体を作り維持しようとしたのが気功療法です。

養生法を元に発達した道教の修練の一つである内養功は、仙人になるための修行の第一歩であり、小周天とも言われるものでしょう。これは不老長生を願う修行のはじめですから、大変健康にもよく、これが気功となっていったのでしょう。

ただ創立者劉貴珍の意図に反し、硬気功や外気功なるものが出てきてしまったため、気の世界が混乱してしまったことは確かだと思います。

特に現在、外気功とシャーマニズム的呪術による治療との区別が全くつかなくなっています。

患者さんにシャーマニズム的呪術による治療をしますというと、何か胡散臭いと思われてしまいます。

これが気功により治療しますというと、何となく信頼性のある治療と思われるのではないでしょうか。

第七節　気の科学的解析

気を科学的にとらえようとする姿勢は重要です。しかしその前提条件があまりにもあいまいなのが問題なのです。

実験に協力してもらっている被検者を、気功師としたり、超能力者としたりしています。外気功と言って、気を放出できるとする気功師が発しているのは気なのかどうか全く不明です。超能力者が行う行為は気を発しているのでしょうか。

元来気という言葉が、一般の人に意識され始めたのは、劉貴珍が始めた気功からでしょう。この気功療法は、健康維持のためや、病療養に、その効果は認められていると思われます。通常ならばこの気功の気を標準にして実験系を構築するのが常套手段だと思うのです。

ところが、気功療法の気が全く不明のまま、超常的な現象を追いかけています。

道教の所で書きましたが、道教の組織には、出家道士と在家道士から成り、明確には区分できないながら、出家道士は、仙人のめざしての修行を行い、在家道士は、民衆の救済を行っているようです。民衆救済には方術がつかわれました。

現在科学的実験に協力している被験者の中の外気功を使えると言っているのは、道教の世界では方術使いに分類されるのではないでしょうか。

その辺をあいまいにしながら、通常の人間ではできない事が出来る人を、科学的に解析し、これが気ではないかと言っている姿勢は、どうも科学者らしくないと思うのですがいかがでしょうか。

第八節　「自然の気」「作為の気」

気の略歴の流れを整理していて気になったことが有るので少し大胆な仮説を立ててみたいと思います。それは、紀元200年頃を境にして気の持っている意味が違ってきたのではないかということです。紀元200年よりも前に完成した医学の気までは、自然観察から出た「自然の気」だと定義づけられると思えるのです。

紀元200年頃からというのは、道教が気への考え方の主導権を持つようになった頃という意味です。道教の気の考え方は、それまでの自然を理解するための気という考え方、つまり「自然の気」とは違う方向に向かっていった事は明白です。

気という言葉の持っている意味を自然理解のためのものではなく人間が利用するための「作為の気」へと変えていったのです。

老荘思想で言っている生命観の気は、気が集まっていれば生、気が散じれば死というのも、生きている人体と死亡した人体とでは何が違うのか、これを気の集散で理解したと思います。作為の無い自然の気の姿だと思います。

ところが道教になると、養生法や気の集散による死生観から、気をうまく利用すれば健康長寿になれるという養生の気つまり「自然の気」から、気をうまく使えば不老不死になれるという、「自然の気」の考え方とは全く違う、「作為の気」として利用しだしました。つまり気を自分たちに都合の良いように使えないかという、作為に満ちた気へと解釈を拡大したのです。

更に道教は、民衆のためとはいえ現世利益を得るために、医学ではなく道教という宗教的感覚で病をも治せるという宗派まで出現させているのです。

「自然の気」は自然のままで、理解は簡単です。ところが、「作為の気」は「自然の気」を土台として、その上に構築されていますから、複雑になり、巧妙になり、人に信じさせようという意図もあります。つまり、「作為の気」の中心部は、「自然の気」ですからその堺や、「自然の気」と「作為の気」の比率がまちまちです。気については、この見分けが出来るよう冷静に判断するべきだと思います。

1. 気功の気の二形態

このような歴史の中で、劉貴珍が道教の中から、「作為的な気」を取り除き、自然の気だけ、つまり本来の養生法の基本に立ち返って気功を作り上げました。

ところが、劉貴珍の考えとは裏腹に、硬気功や外気功という作為に満ちた気が復活してしまいました。特に日本では、マスコミが「絵になる気功」、ブローカーが「金になる気功」を盛んに宣伝し、日本人の気のイメージを「作為の気」へと誘導してしまったのではないでしょうか。

2. 気・作られたイメージ

更に、日本人の持つ気のイメージを考えた時、気と言えば何でも受け入れてくれる日本人の、人のよさもあるような気がします。

例えば三峯神社で気のお守りを出しています。白い気守りで有名です。あまりの評判で混雑が過ぎ

２０１８年の6月から当分の間、配布が中止になってしまいました。それでも白以外に4色の気守りが配布されているとのことです。三峯神社のご利益を調べてみると、夫婦和合・五穀豊穣・家内安全・火難・盗難除け・諸難除けだそうです。

そうすると三峯神社と気との関りが分かりません。有るとすると関東有数のパワースポットとのことなので若干気との関りが有るのかなと思いますが、誰がどのような基準で三峯神社をパワースポットとしたのかの論拠は曖昧のままです。

さらにネットで調べると「三峰神社はもともと、神様の気力を分けてもらえる神社。」とありました。これを見ると、「作為の気」、ご利益を頂きたいという人間の欲望と、それに答えようとする「作為の気」が見え隠れします。これはやはり「作為の気」に分類される気ではないでしょうか。

三峯神社の名誉のために書いておきますが、気のお守りについて、「つまり、特別なご利益を授かる、というよりは自分自身に活力をみなぎらせることで、様々なことがうまくいく、といった効果があるようです。」と旅情報の「ぐるなび」には書いてありました。

気のお守りの効果は活力をみなぎらせることで、これを気という字で表現しているようです。

このように「作為の気」は、言ったもの勝ちの気ですから、気とは何かなどという理解を超えてしまうということに注意しておかなければならないと思います。

第十六章　蛇足 気で病を治す

これから書く内容は大変場違いなので、書くことを大分ためらったのですが、蛇足という項目を設けて思い切って書いてみたいと思います。

それは、病人の体に触れることなく病気を治したという話のことで、このような話は世界中にあります。これが気の作用かどうかというと良く分かりませんが、気の作用によるとすると分類は「作為の気」ということになるでしょうか。

「作為の気」と言っても、人が勝手に作り上げた虚構だけかというとそれだけではなく、極わずかの例ですが、病人に触れることなく病が治っているとされる事例もあります。

これらについて、もろ手を挙げて賛同するわけではありませんが、一つの仮説を立てることが出来るのではないかと思ったのです。

第一節　脳波の同期

それは、「脳波の同期」ということです。超常現象の研究過程で発見された双子の間で脳波を測定すると「脳波の同期」が観測されたと言われています。気功師の気を発することが出来るとされる人と、気を受ける人との間での「脳波の同期」も観測されています。気を研究する研究者の中では比較的認められている現象のようです。

「脳波の同期」とは、離れている二人の脳波が同じような状態になることです。これを原始的な情報交換手段だったのではないかと考えると少し疑問が解けてくるのではと思われる部分があります。とはいってもこのように離れた二人の間で「脳波の同期」が起こることは観測される場合があるのですが、どのような機序でこの様な事が起こるのか、いまだ全く解明されていません。例え情報伝達手段だったとしても、ある程度離れている人と人の間を結ぶものが何なのか全く分かりません。

現代科学の測定では、気とされるものを出す能力が有るとされる人からは、遠赤外線や低音波、磁力の発生なども観測されていますから、これらの作用かもしれませんが、明確にはされていません。もしかすると、現代科学で全く分かっていない、且つ通常では検知できない何かが介在しているのかもしれないという試論も成り立ちます。ただこの場合、現代科学の測定法に引っかからないということは、それほど力強いものではないでしょう。強いエネルギーやパワーを秘めているものなら、比較的簡単に観測されてしまうからです。もし発見されればそれが気の正体なのかもしれません。

第二節　動物の集団狩猟行動

集団で狩りをする野生動物などを見ると、声を発していないのに連絡を取り合いながら獲物に攻撃を仕掛けているように見えます。

狩りの対象となる集団生活をしている野生動物も、その攻撃から逃げるのに、集団としての一つの意思を持っているように見えることがあります。

これらの理解として、「脳波の同期」を考えに入れると、何となく分かるような気がします。

ただ間違ってはいけないのは、「脳波の同期」が情報交換法だったとしても、非常に原始的な情報量の少ない情報交換法であろうということです。

第三節　脳波の同期と病気治癒力

人間も言葉を持たなかった頃は、ひょっとしてこのような情報交換をしていたのかもしれません。ところが、こんな不確かな情報交換法よりも明確な言葉による情報交換法を編み出した人間には不必要な能力となってしまったのでしょう。

人間にとってはすでに全く使う必要のない能力ですが、このような埋もれた能力も訓練することによってよみがえらせることが出来るのかもしれません。

この仮説が正しかったとしても、「脳波の同期」は言葉による情報交換よりも情報伝達能力はすさまじく弱いと理解しなければならないと思います。

たとえば、母親が痛みの病気の子供に向かって「痛いの痛いの飛んでいけ」というおまじないの言葉をかけると、中には、それで元気になる子供もいると思います。

「脳波の同期」が、気功でいう気の力ならば病を治せる力は、この「痛いの痛いの飛んでいけ」というおまじない程度と考えるべきだと思います。

さらに「脳波の同期」というものをもう少し調べてみると、愛し合っている者同士でも「脳波の同期」が起こることが報告されています。ただしこの場合は、触れ合うことによっておこるという実験結果です。先にも書いた「痛いの痛いの飛んでいけ」という世界共通の感情により「脳波の同期」が起こり、痛みが緩解する場合があるという結果をも導き出しています。この場合でも体の一部を接触させるという条件が付いていますが、どのような機構によっておこるかも、痛みが緩解する作用機序も不明との結果です。

第四節　脳波の同期が気ならば病人に触れない理由は

「脳波の同期」を気の作用とするならば、気で病人を治療する時や、気を感じるための訓練法などを見ると、対象物に触れることを極力避けている感じがするのですが、その理由は何なのでしょうか。ひょっとすると、対象物に触れない事の方が、気を使って病を治したり、気を感じ取っているという説得感や不思議さを演出できると無意識のうちに思い込んでいるのではないでしょうか。

もし、気で病人を治せるとした場合、病人から離れて接触せずに治療する治療効果と、病人に接触して治療した場合の治療効果を比較し、接触した方が治療効果が上がるならば、接触すべきだと思います。先ほどの愛し合っている者同士や「痛いの痛いの飛んでいけ」などの実験結果では、接触しないと「脳波の同期」が起こらなかったとありましたので、接触した方が効率は良いと思われます。ただ、病人が気で病を治してもらおうと思っている場合、気での治療は、体に接触しないと思い込んでいれば、プラセボ効果が働いて、接触しない方が治療効果が上がるかもしれません。

気で病を治せると確信のある先生がいたら、ぜひこのような実験をしていただけたら、気を解明していくのに参考になるのではないでしょうか。

第五節　蛇足の蛇足

蛇足ついでに、この項の仮説が正しかったとすると、言葉を持った人間では不必要なった原始的な感覚でも、訓練によってある程度呼び起こすことが可能というならば、訓練をしなくても何かの拍子にうっすらと出てくる可能性もあるかもしれません。

我々治療家は、患者さんのために一生懸命集中して治療を行なっていると思います。この場合は良い方向での「脳波の同期」が起こり治療効果が増すかもしれませんが、その反対に心にスキが出来たりいやいや治療していると明確にではないと思いますが、患者さんとの間に弱い「脳波の同期」が起こった場合、患者さんが真剣に治療されていないとなんとなく感じてしまい治療効果に影響が出るかもしれません。やはり治療には真摯に向き合うべきだと改めて思いました。

本当に蛇足なので、ここに記載するべきか本当に悩んだのですが、色々な情報を提供するのも必要かと思い書き加えました。

あとがき

何故、気についてまとめてみようなどという、大それた事を思ってしまったのだろうかと、今は後悔の気持ちでいっぱいです。

『鍼灸医学の基礎と来歴』という本を書いたときは、鍼灸医学全体の基礎をわかりやすく書こうと思ったので、その勢いで書きあげました。その中に気の項目もあり、一番多くのページを割いています。

あれだけ書けたのだから、そこからシングルカットしてチョイチョイと足せば何とかなるだろうという甘い考えのもとに書き始めました。

鍼灸医学の中の気ならば、気以外の項目が有るので少しぐらい端折っても、まあ何とかはなったような自己満足でいました。

ところが気を中心テーマで書くとなると、『鍼灸医学の基礎と来歴』に書いた部分の不備や調査不足が目に見えてきて、その調査に四苦八苦してしまいました。

それでもやはり鍼灸師に必要な気の知識を手軽に得られるものが必要だろうという使命感みたいなも

ので、やっとここまでたどり着くことが出来ました。

この書を書いていて、気とは全く違うかもしれませんが、母親や看護師さんが、痛みで苦しんでいる子供に「痛いの痛いの飛んでいけ」というおまじないをかけているコマーシャルが、心に残って離れません。

このように人を気遣い、病や痛みを少しでも和らげたいと思う気持ちは、全世界共通のものです。母親や親族、看護をする人たちが、愛情をもって病や痛みが治ることをせつに祈った言葉です。気の入った言葉だと私は思います。そしてそれは世界中にあるのです。

これは気というものの理解の一つとするべきなのでしょうか、それとも気とは全く関係ないとするのでしょうか。

本当に気とは難しい分かりにくいものです。ほとほと困りました。

２０１９年９月３日　著者記す

主要参考文献

黒田俊吉著『鍼灸医学の基礎と来歴』（たにぐち書店　２０１７）
黒田俊吉著『東洋医学の知恵鍼灸で不妊を克服!!』（たにぐち書店　２０１４）
白川静「気の原義」『東洋の身体知』vol.１（森ノ宮医療学園出版部　２００４）
渡辺和子監修『世界の宗教』（西東社　２００５）
劉貴珍著／李敬烈訳『気功療法実践』（新泉社　１９９１）
馬済人著／浅川要監訳『中国気功学』（東洋学術出版社　１９９０）
坂出祥伸著『道教と養生思想』（ぺりかん社　１９９２）
坂出祥伸責任編集『「道教」の大事典』（新人物往来社　１９９４）
ひろさちや著『仏教と神道』（新潮選書　１９９４）
湯浅泰雄『気とはなにか』（日本放送出版協会　１９９６）
林一著『「気」って何だろう』（ダイヤモンド社　１９９５）
池上正治著『「気」で読む中国思想』（講談社現代新書　１９９５）
池上正治著『「気」の不思議』（講談社現代新書　１９９１）
大形徹著『不老不死』（講談社現代新書　１９９２）
佐々木宏幹著『シャーマニズム』（中公新書　１９８０）
品川嘉也著『気功の科学』（光文社　１９９２）
小向正司編集人『道教の本』（学習研究社　１９９３）
矢山利彦著『気の人間学』（ビジネス社　１９９３）

前林清和著『気の比較文化』（昭和堂　２０００）
平岡禎吉著『淮南子に現われた気の研究』（理想社　１９６８）
栗田直躬著『中國上代思想の研究』（岩波書店　１９８６）
盧玉起編著『中国医学の気』（谷口書店　１９９０）
佐藤喜代治著『一語の辞典気』（三省堂　１９９６）
小野沢精一・福永光司・山井湧編『気の思想』（東京大学出版会　１９７８）
黒田源次著『氣の研究』（東京美術　１９７７）
丸山敏秋著『気―論語からニューサイエンスまで』（東京美術　１９８８）
中嶋隆藏著『雲笈七籤の基礎的研究』（研文出版　２００４）
『講座東洋思想３』（東京大学出版会　１９７１）穴沢辰雄論文「道家思想の主要な人々」
金谷治訳注『荘子第三冊』（岩波文庫　１９９３）
金谷治訳注『荘子第一冊』（岩波文庫　１９９０）
関西大学中国文学会紀要２００９·03·19熊野弘子著『『黄帝内経』における養生と気』
石田秀実著『こころとからだ 中国古代における身体の思想』（中国書店　１９９５）
石田秀実著月刊内経№86 １９９６年２月号「伝統医学の形成期をどうとらえなおすか」
小曽戸洋著『中国医学古典と日本』（塙書房　１９９６）
白川静著『字通』（平凡社　２０１４）
白川静著『字統』（平凡社　２００７）
藤堂明保著『漢字語源辞典』（學燈社　１９９３）
柴崎保三著『鍼灸医学大系②黄帝内経素問』（雄渾社　１９７９）

主要参考文献

教科書検討小委員会著『新版　東洋医学概論』（医道の日本社　2015）

ウィキペディア『気』https://ja.wikipedia.org/wiki/気

湯浅泰雄著『「気」とはなにか』（日本放送出版協会　1996）

品川嘉也著『気功の科学』（光文社　1990）

町田好雄著『「気」を科学する』（東京電機大学出版局　1993）

町田好雄著『「気」は脳の科学』（東京電機大学出版局　1996）

佐々木茂美『「みえないもの」を科学する』（サンマーク出版　1998）

ウィキペディア　分杭峠（ぶんぐいとうげ）https://ja.wikipedia.org/wiki/分杭峠

仲里誠毅著『図解雑学よくわかる気の科学』（ナツメ社　2010）

高藤総一郎著『秘法！超能力仙道入門』（学習研究社　1997）

宮崎音弥著『超能力の世界』（岩波新書　1985）

梅原勇樹・苅田章著『超常現象』（NHK出版　2014）

ウィキペディア『パワースポット』https://ja.wikipedia.org/wiki/パワースポット

毎月1日限定！秩父・三峯神社「白」い「氣守」誕生の秘密を探る https://gurutabi.gnavi.co.jp/a/a_1770/

[著者略歴]

黒田 俊吉（クロダシュンキチ）

1971 年東邦大学理学部化学科を卒業後、製薬会社の研究員となる。

1980 年東洋鍼灸専門学校を卒業、鍼師、灸師、按摩マッサージ指圧師の免許取得。

故小野文恵先生に師事し、東方医学鍼灸臨床研究会（東方会）に入会、古典派の経絡治療鍼灸を学ぶ。この時東方会顧問の故石野信安先生（産婦人科の医師で東洋鍼灸学校校長を歴任）より婦人科領域の鍼灸についての薫陶を受ける。

さらに依田良宗先生を会長に、鍼灸訪古会を結成、古典派の鍼灸を勉強する。

鍼灸の免許取得後も製薬会社の研究員として、結核関係の研究開発に従事。

結核関係の学会発表多数、新製品も多々開発し、講演依頼も多く全国を飛び回る。

1989 年には結核関係の本を出版。

この間、時間の許す限り往診にて鍼灸治療を続ける。

2004 年製薬会社を退職、所沢市にくすえだ鍼灸院を開院。

著書『東洋医学の知恵 鍼灸で不妊を克服‼』

『鍼灸医学の基礎と来歴』（ともにたにぐち書店刊）

〒 359-0037 埼玉県所沢市くすのき台 3-16-2-201 くすえだ鍼灸院
TEL.04-2995-0907 E-mail kusueda@yahoo.co.jp

偏屈人的私講釈 気とは何か その意味を探る

2020 年 2 月 10 日　第 1 刷発行

著　者　黒田 俊吉
発行者　谷口 直良
発行所　㈱たにぐち書店
〒 171-0014　東京都豊島区池袋 2-68-10
TEL. 03-3980-5536　FAX. 03-3590-3630
たにぐち書店 .com